「十三五」国家重点图书出版规划项目

中医古籍名家 点评 丛书

总主编◎ 吴少祯

# 难经

旧题 战国·秦越人◎撰

烟建华◎点评

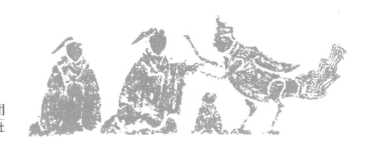

 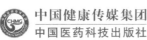

中国健康传媒集团

中国医药科技出版社

**图书在版编目（CIP）数据**

难经／（战国）秦越人撰；烟建华点评 . —北京：中国医药科技出版社，2018.1

（中医古籍名家点评丛书）

ISBN 978 - 7 - 5067 - 9649 - 1

Ⅰ. ①难…　Ⅱ. ①秦…　②烟…　Ⅲ. ①《难经》　Ⅳ. ①R221.9

中国版本图书馆 CIP 数据核字（2017）第 252525 号

**美术编辑**　陈君杞
**版式设计**　麦和文化

出版　**中国健康传媒集团**｜中国医药科技出版社
地址　北京市海淀区文慧园北路甲 22 号
邮编　100082
电话　发行：010 - 62227427　邮购：010 - 62236938
网址　www.cmstp.com
规格　710 × 1000mm $^{1}/_{16}$
印张　5 $^{3}/_{4}$
字数　60 千字
版次　2018 年 1 月第 1 版
印次　2024 年 1 月第 5 次印刷
印刷　大厂回族自治县彩虹印刷有限公司
经销　全国各地新华书店
书号　ISBN 978 - 7 - 5067 - 9649 - 1
定价　**17.00 元**

获取新书信息、投稿、为图书纠错，请扫码联系我们。

# 出版者的话

　　中医药是中国优秀传统文化的重要组成部分之一。中医药古籍中蕴藏着历代名家的思维智慧与实践经验。温故而知新，熟读精研中医古籍是当代中医继承、创新的基石。新中国成立以来，中医界对古籍整理工作十分重视，因此在经典、重点中医古籍的校勘注释，常用、实用中医古籍的遴选、整理等方面，成果斐然。这些工作在帮助读者精选版本、校准文字、读懂原文方面发挥了良好的作用。

　　习总书记指示，要"切实把中医药这一祖先留给我们的宝贵财富继承好、发展好、利用好"，从而对弘扬中医药学、更进一步继承利用好中医药古籍提出了更高的要求。为此我们策划组织了《中医古籍名家点评丛书》，试图在前人整理工作的基础上，通过名家点评的方式，更进一步凸显中医古代要籍的学术精华，为现代中医药的发展提供借鉴。

　　本丛书遴选历代名医名著百余种，分批出版。所收医药书多为传世、实用，且在校勘整理方面已比较成熟的中医古籍。其中包括常用经典著作、历代各科名著，以及古今临证、案头常备的中医读物。本丛书致力于将现有相关的最新研究成果集于一体，使之具备版本精良、校勘细致、内容实用、点评精深的特点。

参与点评的学者，多为对所点评古籍研究有素的专家。他们学验俱丰，或精于临床，或文献功底深厚，均熟谙该古籍所涉学术领域的整体状况，又对其书内容精要揣摩日久，多有心得。本丛书的"点评"，并非单一的内容提要、词语注释、串讲阐发，而是抓住书中的主旨精论、蕴含深义、疑惑谬误之处，予以点拨评议，或考证比勘，溯源寻流。由于点评学者各有专擅，因此点评的形式风格也或有不同。但其共同之点是有益于读者掌握、鉴识所论医籍或名家的学术精华，领会临床运用关键点，解疑破惑，举一反三，启迪后人，不断创新。

　　我们对中医药古籍点评工作还在不断探索之中，本丛书可能会有诸多不足之处，亟盼中医各科专家及广大读者给予批评指正。

中国医药科技出版社

2017年8月

# 余序

作为毕生研读整理、编纂古今中医临床文献的一员，前不久，我有幸看到张同君编审和全国诸多相关教授专家们合作编撰《中医古籍名家点评丛书》的部分样稿。感到他们在总体设计、精选医籍、订正校注，特别是名家点评等方面卓有建树，并能将这些名著和近现代相关研究成果予以提示说明，使古籍的整理探索深研，呈现了崭新的面貌。我认为这部丛书不但能让读者系统、全面地传承优秀文化，而且有利于加强对丛书所选名著学验主旨的认识。

在我国优秀、靓丽的文化中，岐黄医学的软实力十分强劲。特别是名著中的学术经验，是体现"医道"最关键的文字表述。

《礼记·中庸》说："道也者，不可须臾离也。"清代徽州名儒程瑶田说："文存则道存，道存则教存。"这部丛书在很大程度上，使医道和医教获得较为集中的"文存"。丛书的多位编集者在精选名著的基础上，着重"点评"，让读者认识到中医药学是我国优秀传统文化中的瑰宝，有利于读者在系统、全面的传承中，予以创新、发展。

清代名医程芝田在《医约》中曾说："百艺之中，惟医最难。"特别是在一万多种古籍中选取精品，有一定难度。但清代造诣精深的名医尤在泾在《医学读书记》中告诫读者说："盖未有不师古而有济于今者，亦未有言之无文而能行之远者。"这套丛书的"师古济今"十分昭著。中国医药科技出版社重视此编的刊行，使读者如获宝璐，今将上述感言以为序。

中国中医科学院

余瀛鳌

2017年8月

# 目录 | Contents

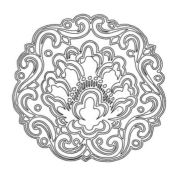

## 一、成书背景

《难经》，全名《黄帝八十一难经》，最早见于东汉张机《伤寒杂病论·自序》，而官方著录最早的是《隋书·经籍志》。关于《难经》的写作年代和作者，学术界颇有争议，迄无定论。一说扁鹊所作，以《史记·扁鹊仓公列传》"至今天下言脉者，由扁鹊也"为据。此非确证，况王叔和《脉经》中的引文，属《难经》者不言扁鹊，属扁鹊者又非《难经》之文。一说为释《内经》疑难而作，则成书在《内经》之后。但书中引"经曰""经言"35 处，《内经》或有或无，即或有者，也多与《内经》歧义各传，并行千秋，有功于中华医道。至其作者，从文中学术与文字有不同时期遗迹，甚至相牴者，可知作者并非一人。查两经虽均引述古经，却各有旨趣，且《难经》论元气命门、七冲八会、肝肺沉浮，述五邪传变，演三部九候脉法，传虚实补泻针术等，亦非《内经》所具。此必别有师承，各彰所道，其概念与理论均为原创，可与《内经》并昭千秋。如上所议，则《难经》其书为战国秦汉不同时期各派医家解经释难之论答汇集，确系古论，无可惑疑。

## 二、主要原创学术思想

1. 《难经》原创理论，首推命门。命门之名，《内经》虽也提及，但是作为太阳经之"标""结"，乃指眼睛，而《难经》则认为是至尊至要之脏，藏元精、元气、元神，主男女性殖。后世研究者以命门为人身太极、五脏之真主，生命的先天系统之核心。《难经》的命门之论，使命门从肾升华而出，为中医先天理论奠定了学术基础；也为中医诊治先天发育类疾病、久病痼疾以及疑难病症开拓了新思路。

其次是元气。《内经》无元气之名，与元气相当的论说也处于初始状态，是《难经》首次将元气从哲学引入医学，并创立了中医元气的系统理论。元气，《难经》亦称原气，源于先天，得之父母，生于肾中命门，其功能是激发和维持各脏腑经脉活动，并能纳气归原，是呼吸功能的关键；使三焦有所禀受，是三焦气化的源泉；同时又能抗御邪气，称为"守邪之神"，因此它是先天之气的概括。《难经》元气论一出，遂开中医之先，由元气而及元阴、元阳，并及元精、元神，形成中医先天之系统理论。

再次即三焦。《内经》之三焦是水谷精气津液的出入通道，《难经》则明确指出三焦敷布先天元气，与《内经》有先后天之别。后世说三焦是气机升降出入之道路、机体气化之场所，与此有源流承继关系。

《难经》关于命门、元气、三焦的理论，相互贯通。命门者，原气系之，乃人生之根本；原气由三焦布达于全身，有其聚注于十二经之原穴，在寸口诊察之尺部，构成一个原气产生、输布、效应、诊察和调节的完整系统，我们可称之为命元三焦系统。医家以此阐明生命体的先天生理，探求涉及生命根本的复杂病机，指导危急、重大与疑难病症的诊治；佛道于此"坐禅""思神"，调运原气以求延年。它与《内经》的脏腑经络系统既有联系，又有区别，是《难经》对于中医基础理论的卓越贡献。

2. 阐发奇经之理是《难经》的又一建树《内经》有经外八脉而无总名，《难经》创建了"奇经"之名，并喻为深湖，揭示了奇经具有储聚和调节十二经多余气血作用的生理规律。此论被李时珍誉为"发《灵》《素》未发之秘旨"，又说"医不知此，罔探病机；仙不知此，难安炉鼎"。诚然，《难经》奇经之论，不仅填补了中医理论的空白，而且对于辨证论治，指导养生实践具有开拓意义。

3. 《难经》完善了寸口脉法。《内经》脉诊主用遍诊法，虽也有"寸口"之名，并曾说它"独为五脏主"，但却没有可操作的记载，孤显突兀。《难经》则明分寸关尺，并配脏腑，更合浮中沉手法，名曰"三部九候"脉法。在此基础上，又设计有阴阳脉法、元气脉法，提出脉证相应、脉尺相应、脉证逆从等病证吉凶判断法则。《难经》脉法虽承《内经》寸口，或为《内经》诸多脉法之一而开拓之，但此法一出，《内经》遍诊法在实际上就被淘汰了，故《难经》所发明的诊脉法，无疑是中医诊断学上的伟大创举。

以上所述，仅是《难经》原创的主要方面，而依评者之见，《难经》全书，章章经纶，句句有法。如脾主裹血、肝肺沉浮、荣卫相随、七冲八会以及"气主呴之，血主濡之"论，阐发了藏象重要理论；正经自病与五邪所伤，患者喜恶、病形动静分别脏病腑病，五邪传变、间脏七传以及"伤寒有五"论，阐述病因、病机、病证，简明而又不失机要。再如其论原穴、五输穴阴阳五行属性、母子补泻法以及治未病、肝实肺虚泻火补水原则等，在治则治法，特别是对针灸理论和实践都有着深刻的指导意义。


## 三、学习方法

读《难经》之法，常为人所忽略。《难经》与《内经》学术体系相同，在诸如脏腑、精气神、经络等一般中医理论知识方面，其述义较《内经》更简明、概要，可联系《内经》研读；而其自出机杼，发明医道真理和医术要妙者，如元气、命门、三焦、奇经之新义，三部九候脉法，子母补泻针法等，则异《内经》而别开生面，是《难经》之原创，也是学习《难经》的重点，须溯源求本，格致新理，如此则能丰富中医理论，开拓临床思路。

总之，自《难经》行世以来，历代皆将其同《内经》并称而奉为中医经典，随着对《难经》研究的深入，必将有更多的生命及医学卓见被发掘出来，造福于人类。

烟建华
2017 年 8 月

**一难曰：** 十二经皆有动脉，独取寸口以决五脏六腑死生吉凶之法，何谓也？

　　然：寸口者，脉之大会，手太阴之脉动也。人一呼脉行三寸，一吸脉行三寸，呼吸定息，脉行六寸。人一日一夜，凡一万三千五百息，脉行五十度，周于身，漏水下百刻，荣卫行阳二十五度，行阴亦二十五度，为一周也，故五十度复会于手太阴。寸口者，五脏六腑之所终始，故法取于寸口也。

　　【点评】十二经都有脉动之处，各诊相应区域之病，故《内经》有全身遍诊法。唯《难经》独取寸口诊察全身疾病，这在理论和方法上都是一大突破。本难阐述其原理是手太阴肺经是气血运行的起始和终会之经，气血通过十二经流注五脏六腑，寸口又是该经脉动显明之处，且诊察方便，故选取为用。中医向来有诊局部以察全身之法，如面诊、目诊、鼻诊、耳诊、手诊等，与寸口脉诊同理。

　　中医独特的诊脉理法，长期以来，颇受质疑，而其义涵源流只能以中国文化背景中的医道医术来理解。盖寸口脉诊蕴含着天人、形神、心身整体观以及意象思维、主客一体思维、辩证思维的应用，并受理法方药贯通一体临证模式的检验，获取的是患者生物－心理以及与自然、社会环境乃至医者有关的综合信息，且用中医特有的脉象、脉位等方式表述出来，本质上是一种复杂的系统信息，以简单的解剖生理作解释当然莫明其妙，有必要深入研究。近来有全息论为之解说，可以参考。

## 二难曰：脉有尺寸，何谓也？

然：尺寸者，脉之大要会也。从关至尺是尺内，阴之所治也；从关至鱼际是寸内，阳之所治也。故分寸为尺，分尺为寸。故阴得尺内一寸，阳得寸内九分，尺寸终始一寸九分，故曰尺寸也。

[点评]《内经》寸口没有分部，《难经》则将寸口分部以使之可行操作。其分部有两种，分为尺寸两部分便是其中一种。寸属阳、尺属阴，关只是一个界线（没有实际占位，与寸关尺之关不同），以诊全身之阴阳生理、病理，是《难经》阴阳脉法之一——尺寸诊法。

## 三难曰：脉有太过，有不及，有阴阳相乘，有复有溢，有关有格，何谓也？

然：关之前者，阳之动也，脉当见九分而浮。过者，法曰太过；减者，法曰不及。遂上鱼为溢，为外关内格，此阴乘之脉也。

关之后者，阴之动也，脉当见一寸而沉。过者，法曰太过；减者，法曰不及。遂入尺为复，为内关外格，此阳乘之脉也。

故曰复溢，是其真脏之脉，人不病而死也。

【点评】此接二难进一步讲述尺寸的常与变，以诊聚人体阴阳的生理、病理状态：太过不及是脉变的概括，阴阳相乘是脉变的原因，脉变之极则是内外关格而见复脉、溢脉。关于复脉、溢脉，《内经》真脏脉中所无，有人批评说《难经》杜撰，此认识过于偏狭。溢脉上鱼，尺部无脉；复脉入尺，寸部无脉。此二脉均系"阴偏竭而阳偏亢，已造其极，全无和缓冲和之气，谓之死脉，亦自可说。"其理却与真脏脉近似，则《难经》此节，亦未尝不可通之以意。必执《内经》而讥其大误，亦未免胶柱之见。"（张寿颐《难经汇注笺正》）

**四难曰：** 脉有阴阳之法，何谓也？

然：呼出心与肺，吸入肾与肝，呼吸之间，脾受谷味也，其脉在中。浮者阳也，沉者阴也，故曰阴阳也。

心肺俱浮，何以别之？

然：浮而大散者心也，浮而短涩者肺也。

肾肝俱沉，何以别之？

然：牢而长者肝也；按之濡，举指来实者肾也；脾者中州，故其脉在中，是阴阳之法也。

脉有一阴一阳，一阴二阳，一阴三阳；一阳一阴，一阳二阴，一阳三阴。如此之言，寸口有六脉俱动邪？

然：此言者，非有六脉俱动也，谓浮沉长短滑涩也。浮者阳也，滑者阳也，长者阳也；沉者阴也，短者阴也，涩者阴也。所谓一阴一阳者，谓脉沉而滑也；一阴二阳者，谓脉来沉滑而长也；一阴三阳也，谓脉来浮滑而长，时一沉也。所谓一阳一阴者，谓脉来浮而涩也；一阳二阴者，谓脉来长而沉涩也；一阳三阴者，谓脉来沉涩而短，时一浮也。各以其经所在，名病逆顺也。

【点评】本难仍在辨脉阴阳，但二难、三难是从脉位辨阴阳，本难则从脉象辨阴阳，并提出辨脉纲领。"呼出心与肺""吸入肾与肝""浮者阳也，沉者阴也"两句阐述呼吸阴阳与脉象浮沉关系及诊心肺肝肾脉象的机理，后世常引以论证呼吸生理。此外又提出浮沉长短滑涩六纲脉及其交互参见论阴阳盛衰，是将寸口辨脉阴阳应用模式化，对临床以脉辨病证阴阳具有指引作用。

二至四难分别从脉位和脉象辨阴阳，此便是《难经》的阴阳脉法，它不仅具有理论的创新性，而且在临床上具有实际指导意义。《伤寒论》便是运用阴阳脉法作为辨病位阴阳、表里、营卫、气血、虚实的基本方法，而且对后世脉法影响很大，值得进一步研究。

**五难曰：** 脉有轻重，何谓也？

然：初持脉，如三菽之重，与皮毛相得者，肺部也。如六菽之重，与血脉相得者，心部也。如九菽之重，与肌肉相得者，脾部也。如十二菽之重，与筋平者，肝部也。按之至骨，举指来疾者，肾部也。故曰轻重也。

【点评】《难经》将诊脉指法以轻重分为五层次，分别与皮、脉、肉、筋、骨相应，按五脏所主而诊察肺部、心部、脾部、肝部、肾部的生理、病理信息。

脉诊的轻重指法，《内经》并无记载，实《难经》所独创。《伤寒论·平脉法》亦引此数语，并称为"《经》说"，其所谓"经"，盖指《难经》，可见《难经》脉法对《伤寒论》的影响。

**六难曰：**脉有阴盛阳虚，阳盛阴虚，何谓也？

然：浮之损小，沉之实大，故曰阴盛阳虚；沉之损小，浮之实大，故曰阳盛阴虚。是阴阳虚实之意也。

【点评】本难阐述阴阳脉法之二——浮沉诊法的应用，以辨虚实。这里阴阳指明是浮取、沉取，而据四难浮取以候心肺、沉取以候肝肾，此阴阳含义自明。

又，综前五难观之，二、三难言尺寸阴阳脉法常变，四、五、六难论浮沉阴阳脉法常变，则《难经》阴阳脉法纲目全备。

**七难曰：**经言少阳之至，乍大乍小、乍短乍长；阳明之至，浮大而短；太阳之至，洪大而长；太阴之至，紧细而长；少阴之至，紧细而微；厥阴之至，沉短而敦。此六者，是平脉邪，将病脉邪？

然：皆王脉也。

其气以何月，各王几日？

然：冬至之后，得甲子少阳王，复得甲子阳明王，复得甲子太阳王，复得甲子太阴王，复得甲子少阴王，复得甲子厥阴王。王各六十日，六六三百六十日，以成一岁。此三阳三阴之王时日大要也。

【点评】此论应时脉象。以一年分为六个时段，按阳主进、阴主退的原理排列，上半年是少阳(一阳)、阳明(二阳)、太阳(三阳)，下半年是太阴(三阴)、少阴(二阴)、厥阴(一阴)，它体现了自然界一年之中阴阳能量盛衰进退规律，应于人则是人体阴阳之气在一年中的盛衰变化周期。

本难所说"经言"，是《难经》引古医经文的一种形式，在《内经》中找不到相应的文字，仅在《平人气象论》虽略有其说而不详。因而滑寿提出疑问说："岂越人之时，别有所谓上古文字耶？将《内经》有之，而后世脱简耶？是不可知也"。"脱简"说固有一定道理，但《难经》某些学术观点在《内经》里毫无记载，就难以用脱简解释。况且《内经》引大量古医经文字，那么《难经》也完全可以引述别种古医经文字，这叫做"别有师承"。要之，它反映的是传统文化"天人合一"的观念，具体形式虽然有别，但人体精气随时间变化且具有节律性特点的内涵是一致的，在中医学基本概念和基础理论中得以普遍应用，在临证医学中也得以指导实践，如《伤寒论》三阴三阳六经与《金匮要略》五脏五行之主时理论。

**八难曰：**寸口脉平而死者，何谓也？

然：诸十二经脉者，皆系于生气之原。所谓生气之原者，谓十二经之根本也，谓肾间动气也。此五脏六腑之本，十二经脉之根，呼吸之门，三焦之原。一名守邪之神。故气者，人之根本也，根绝则茎叶枯矣。寸口脉平而死者，生气独绝于内也。

【点评】本难通过讨论"寸口脉平而死"的原理，着重阐明原气在生命活动中的重要意义。文中之"生气"，即肾间动气，乃"五脏六腑之本，十二经脉之根，呼吸之门，三焦之原。"五脏六腑赖以温煦与润养，十二经脉之气赖以产生与推动运行，呼吸赖以纳气归原，三焦赖以禀受与气化；又称为"守邪之神"，是人体抗御邪气能力的根本。肾间动气究系何物？一说是冲脉所主之气，一说是丹田之气，但依本经之论则是命门原气。六十六难说："脐下肾间动气者，人之生命也，十二经之根本也，故名曰原。三焦者，原气之别使也"，指出肾间动气就是原气。三十六难也说：命门者"原气之所系也"，指出命门就是维系原气生源之处。其言"动气"，特强调其对脏腑功能、经脉运行、三焦气化与呼吸活动的激发推动作用。此气源于先天父母之精，生化于肾间命门，是人体先天之气的概括。本经提出原气（即元气，古"原""元"相通）这一新概念，丰富和发展了中医气学理论，后世言原气、元气、元阴、元阳及其与肾的关系（肾命），均源于《难经》。

**九难曰：** 何以别知脏腑之病耶？

然：数者腑也，迟者脏也。数则为热，迟则为寒。诸阳为热，诸阴为寒，故以别知脏腑之病也。

【点评】此难从脉象迟数辨脏病腑病，与《素问·太阴阳明论》"阳道实，阴道虚"的思路是一致的：以类相从。此外，迟数以阴阳之象可作脉象之纲。

## 十难曰：一脉为十变者，何谓也？

然：五邪刚柔相逢之意也。假令心脉急甚者，肝邪干心也；心脉急微者，胆邪干小肠也。心脉大甚者，心邪自干心也；心脉微大者，小肠邪自干小肠也。心脉缓甚者，脾邪干心也；心脉微缓者，胃邪干小肠也。心脉涩甚者，肺邪干心也；心脉微涩者，大肠干小肠也。心脉沉甚者，肾邪干心也；心脉微沉者，膀胱邪干小肠也。五脏各有刚柔邪，故令一脉辄变为十也。

【点评】"一脉十变"即一脏脉象的十种变态，是《难经》叙述病脉的独特形式，具有纲领模式作用。它以五脏为纲，五脏刚柔邪为目，共形成十种病理及其脉象模式，就是所谓的十种变脉。当然，脉象变化是十分复杂的，临证之时尚需结合病证，具体观察和分析。

## 十一难曰：经言脉不满五十动而一止，一脏无气者，何脏也？

然：人吸者随阴入，呼者因阳出。今吸不能至肾，至肝而还，故知一脏无气者，肾气先尽也。

【点评】《灵枢·根结》有脉不满五十动一代者一脏无气的记

载，但是何脏并无交待。脉代则脏气衰弱，本难从"吸入肝和肾"论理，认为是肾气先衰。诸注多集解肾先衰之理，与肾气衰弱病危重的一般认识不符。盖本难仍将呼吸与脉搏相类比，脉不满五十动而一代气不至肾，吸不达位；四十动一代气不至肝，吸气表浅；以此类推，则脉代次数越多病越重，可见肾先衰只是基础，它脏衰是叠加效果。这与病危患者，多有呼吸表浅、气短似喘，而且病越重呼吸越浅的病理是一致的。

**十二难曰：** 经言五脏脉已绝于内，用针反实其外；五脏脉已绝于外，用针者反实其内。内外之绝，何以别之？

然：五脏脉已绝于内者，肾肝气已绝于内也，而医反补其心肺；五脏脉已绝于外者，心肺气已绝于外也，而医反补其肾肝。阳绝补阴，阴绝补阳，是谓实实虚虚，损不足益有余。如此死者，医杀之耳。

【点评】本难据四难心肺俱浮、肾肝俱沉的阴阳脉法分析病证的内外虚实，指导医生正确使用补泻法，是《难经》阴阳脉法的具体应用。

**十三难曰：** 经言见其色而不得其脉，反得相胜之脉者即死；得相生之脉者，病即自己。色之与脉当参相应，为之奈何？

然：五脏有五色，皆现于面，亦当与寸口尺内相应。假令色青，其脉当弦而急；色赤，其脉当浮大而散；色黄，其脉中缓而大；色白，其脉浮涩而短；色黑，其脉沉濡而滑。此所谓五色之与脉当参相应也。

脉数，尺之皮肤亦数；脉急，尺之皮肤亦急；脉缓，尺之皮肤亦缓；脉涩，尺之皮肤亦涩；脉滑，尺之皮肤亦滑。

五脏各有声色臭味，当与寸口尺内相应。其不应者病也。假令色青，其脉浮涩而短，若大而缓为相胜；浮大而散，若小而滑为相生也。

《经》言知一为下工，知二为中工，知三为上工。上工者十全九，中工者十全七，下工者十全六，此之谓也。

【点评】本难论切脉与望色、诊尺肤配合应用。《灵枢·邪气脏腑病形》说："夫色脉与尺之相应也，如桴鼓影响之相应也，不得相失也"，提出原则。《难经》则具体论述"五脏有五色，皆现于面，亦当与寸口、尺内相应"；"五脏各有声色臭味，当与寸口、尺内相应"，并运用五行生克乘侮道理分析其相胜相生关系，判断预后，其基本精神是强调四诊合参，与《内经》诊法原则一致。

**十四难曰：脉有损至，何谓也？**

然：至之脉，一呼再至曰平，三至曰离经，四至曰夺精，五至曰死，六至曰命绝，此至之脉也。何谓损？一呼一至曰离经，再呼一至曰夺精，三呼一至曰死，四呼一至曰命绝，此损之脉也。至脉从下上，损脉从上下也。

损脉之为病奈何？

然：一损损于皮毛，皮聚而毛落；二损损于血脉，血脉虚少，不能荣于五脏六腑；三损损于肌肉，肌肉消瘦，饮食不能为肌肤；四损损于筋，筋缓不能自收持；五损损于骨，骨痿不能起于床。反此者，至于收病也。从上下者，骨痿不能起于床者死；从下上者，皮聚毛落者死。

治损之法奈何？

然：损其肺者，益其气；损其心者，调其荣卫；损其脾者，调其饮食，适其寒温；损其肝者，缓其中；损其肾者，益其精。此治损之法也。

脉有一呼再至，一吸再至；有一呼三至，一吸三至；有一呼四至，一吸四至；有一呼五至，一吸五至；有一呼六至，一吸六至。有一呼一至，一吸一至；有再呼一至，再吸一至；有呼吸再至。脉来如此，何以别知其病也？

然：脉来一呼再至，一吸再至，不大不小曰平。一呼三至，一吸三至，为适得病，前大后小，即头痛、目眩；前小后大，即胸满、短气。一呼四至，一吸四至，病欲甚，脉洪大者，苦烦满；沉细者，腹中痛；滑者伤热，涩者中雾露。一呼五至，一吸五至，其人当困，沉细夜加，浮大昼加，不大不小，虽困可治，其有大小者为难治。一呼六至，一吸六至，为死脉也，沉细夜死，浮大昼死。一呼一至，一吸一至，名曰损，人虽能行，犹当着床，所以然者，血气皆不足故也。再呼一至，再吸一至，呼吸再至，名曰无魂，当死也，人虽能行，名曰行尸。

上部有脉，下部无脉，其人当吐，不吐者死。上部无脉，下部有脉，虽困无能为害。所以然者，譬如人之有尺，树之有根，枝叶虽枯槁，根本将自生，脉有根本，人有元气，故知不死。

【点评】本难主要阐述损脉、至脉及其病证与治法。所谓损脉、至脉，类迟脉、数脉而有进、退含义，是动态的脉象系列，乃《难经》所创以脉象变化判断病证进程和预后的方式。损脉从一息一至渐减到二息一至，至脉从一息六至渐增到一息十二至，分别拟名离经、夺精、死与命绝，病情依次加重，并预警危殆。至于所诊病证，注家多认为是指虚损病，病机均系五脏精气耗损，所合五体失荣，并循五脏上下递次传变而加重，且有阴阳偏衰的不同：至脉偏阳热，阳极阴竭而死；损脉偏阴寒，生气衰竭而死。其治法是根据五脏特点进行调补。这种从五脏立论探讨虚劳的病因、病理及其诊治的理论，对后世虚劳病辨证论治方法的形成有很大影响。其中五脏虚损之治，为中医临床所宗，已成为经典治疗大法；而损脉由上而下、至脉由下而上的论述，则是虚劳一类内伤病变趋势和过程的规律性描述，具有病变模型的意义，临床上应结合具体情况分析判定。此外，本难还论及候察元气的方法及临床意义，可与八难共参。

**十五难曰：** 经言春脉弦，夏脉钩，秋脉毛，冬脉石，是王脉耶，将病脉也？

然：弦、钩、毛、石者，四时之脉也。春脉弦者，肝，东方木也，万物始生，未有枝叶，故其脉之来，濡弱而长，故曰弦。夏脉钩者，心，南方火也，万物之所茂，垂枝布叶，皆下曲如钩，故其脉之来疾去迟，故曰钩。秋脉毛者，肺，西方金也，万物之所终，草木华叶，皆秋而落，其枝独在，若毫毛也，故其脉之来，轻虚以浮，故曰毛。冬脉石者，肾，北方水也，万物之所藏也，盛冬之时，水凝如石，故其脉之来，沉濡而滑，故曰石。此四时之脉也。

如有变奈何？

然：春脉弦，反者为病。

何谓反？

然：其气来实强，是谓太过，病在外；气来虚微，是谓不及，病在内。气来厌厌聂聂，如循榆叶曰平；益实而滑，如循长竿曰病；急而劲益强，如新张弓弦曰死。春脉微弦曰平，弦多胃气少曰病，但弦无胃气曰死，春以胃气为本。

夏脉钩，反者为病。何谓反？

然：其气来实强，是谓太过，病在外；气来虚微，是谓不及，病在内。其脉来累累如环，如循琅玕曰平，来而益数，如鸡举足者曰病；前曲后居，如操带钩曰死。夏脉微钩曰平，钩多胃气少曰病，但钩无胃气曰死，夏以胃气为本。

秋脉毛，反者为病。何谓反？

然：其气来实强，是谓太过，病在外；气来虚微，是谓不及，病在内。其脉来蔼蔼如车盖，按之益大曰平；不上不下，如循鸡羽曰病；按之萧索，如风吹毛曰死。秋脉微毛曰平，毛多胃气少曰病，但毛无胃气曰死，秋以胃气为本。

冬脉石，反者为病。何谓反？

然：其气来实强，是谓太过，病在外；气来虚微，是谓不及，病在内。脉来上大下兑，濡滑如雀之啄曰平；啄啄连属，其中微曲曰病；来如解索，去如弹石曰死。冬脉微石曰平，石多胃气少曰病，但石无胃气曰死，冬以胃气为本。

胃者，水谷之海，主禀，四时皆以胃气为本。是谓四时之变，死生之要会也。

脾者，中州也，其平和不可得见，衰乃见耳。来如雀之啄，如水之下漏，是脾衰见也。

【点评】本难讨论四时五脏的正常与反常脉象及其原理，其义与《内经》相通，理解的关键在于两经五脏概念与四时相关，四时脉即五脏脉，惟文字略有差异，举例《素问》"平人气象论""玉机真脏论"二篇文字与《难经》比较如下表：

| 脉 \ 出处 | | 《内经》 | 《难经》 |
| --- | --- | --- | --- |
| 春平脉 | | 软弱招招如揭长竿末梢 | 气来厌厌聂聂如循榆叶 |
| 夏病脉 | | 喘喘连属，其中微曲 | 脉来累累如环，如循琅玕 |
| 秋平脉 | | 厌厌聂聂，如落榆荚 | 脉来蔼蔼如车盖，按之益大 |
| 冬 | 平脉 | 喘喘累累如钩，按之而坚 | 脉来上大下兑，濡滑如雀之啄 |
| | 病脉 | 如引葛，按之益坚 | 啄啄连属，其中微曲 |

对于文字差异的原因，多数注家认为，是《难经》作者对

《内经》文字作了重新整理，如滑寿注。但从上文比较看，二书平脉、病脉亦相错杂，难以贯通，故知本难文字当别有出处。另需指出的是，本难分论脾胃，但都没有提出专脉。其中讲胃是四时之本，脾脉衰见平不见，其与《内经》所论"脾不主时"、位中、属土、养四脏，脉在四时五脏之中的认识一致。二难讲寸口只分尺寸阴阳、四难也只讲浮沉阴阳，则脾胃在尺寸浮沉之中，前后相应在此。

**十六难曰：** 脉有三部九候，有阴阳，有轻重，有六十首，一脉变为四时，离圣久远，各自是其法，何以别之？

然：是其病，有内外证。

其病为之奈何？

然：假令得肝脉，其外证善洁、面青、善怒；其内证脐左有动气，按之牢若痛；其病四肢满，闭淋、溲便难、转筋。有是者肝也，无是者非也。

假令得心脉，其外证面赤、口干、喜笑；其内证脐上有动气，按之牢若痛；其病烦心、心痛、掌中热而哕。有是者心也，无是者非也。

假令得脾脉，其外证面黄、善噫、善思、善味；其内证当脐有动气，按之牢若痛；其病腹胀满、食不消、体重节痛、怠堕嗜卧、四肢不收。有是者脾也，无是者非也。

假令得肺脉，其外证面白、善嚏、悲愁不乐、欲哭；其内证脐右有动气，按之牢若痛；其病喘咳、洒淅寒热。有是者肺也，无是者非也。

假令得肾脉，其外证面黑、善恐欠；其内证脐下有动气，按之牢若痛；其病逆气、小腹里急、泄如下重、足胫寒而逆。有是者肾也，无是者非也。

【点评】本难举例阐述脉证相参的诊脉原则。其原则是：有其脉必有其证，脉证相参，其病乃定。同时还提出五脏病脉证纲目，有重要的临床指导意义。

对于五脏病证，本难用"内证""外证""其病"进行概括，均是五脏五色、情志、功能所主等方面的异常反映。所谓"内证"则是五脏病变在腹部不同部位出现"动气"，通过触按来确定，从而诊断相应脏气的郁滞结聚等病变。五脏在腹部"动气"的分部规律是：脾当脐、左肝右肺、上心下肾。本难所述内证动气之诊，是后世腹诊导源。

又，本难答非所问，疑是错简。

**十七难曰：** 经言病或有死，或有不治自愈，或连年月不已，其死生存亡，可切脉而知之耶？

然：可尽知也。

诊病若闭目不欲见人者，脉当得肝脉强急而长，而反得肺脉浮短而涩者，死也。

病若开目而渴，心下牢者，脉当得紧实而数，反得沉涩而微者，死也。

病若吐血，复鼽衄血者，脉当沉细，而反浮大而牢者，死也。

病若谵言妄语，身当有热，脉当洪大，而反手足厥逆，脉沉细而微者，死也。

病若大腹而泄者，脉当微细而涩，反紧大而滑者，死也。

[点评] 本难的基本精神是，脉证相应，病情单纯，邪实而正不虚，或虚而未致衰竭，故预后良好。相反，如果脉证相反，则属邪盛正衰，预后不良。具体则可据原文所述，分为如下情况：

①得相克之脉，是所不胜之邪伐生机，导致正气衰竭。

②阳证阴脉(或阴证阳脉)，是正气衰竭，不能充脉。

③证虚脉实，或证实脉虚，是邪气猖獗无制，或正气衰竭欲亡。

以上是脉证相应、相反与预后吉凶的一般规律，但临证时还要结合具体情况，不可胶柱鼓瑟，正如张寿颐所说："大失血是虚证，故脉当沉细，如其浮大而牢，脉与病反，固非所宜。然当暴病之初，气火偾张，有升无降，脉来浮大有力，是其常态，果能投药得当，气降火潜，脉即安静，亦不可皆以为必死。惟在大吐大衄之后，失血已多，而脉仍实大，则邪势犹盛，根本不支，斯为危候。抑或脱血久病，脉反弦大刚劲，全无和缓态度，即为真脏脉，亦不可治"。

又，滑寿云："此篇所问者三，答云可尽知也，而止答病之死证，余无所见，当有阙漏"，此说是。

**十八难曰：**脉有三部，部有四经，手有太阴阳明，足有太阳少阴，为上下部，何谓也？

然：手太阴阳明金也，足少阴太阳水也，金生水，水流下行而不能上，故在下部也。足厥阴少阳木也，生手太阳少阴火，火炎上行而不能下，故为上部。手心主少阳火，生足太阴阳明土，土主中宫，故在中部也。此皆五行子母更相生养者也。

脉有三部九候，各何主之？

然：三部者，寸关尺也。九候，浮中沉也。上部法天，主胸以上至头之有疾也；中部法人，主膈以下至脐之有疾也；下部法地，主脐以下至足之有疾也。审而刺之者也。

人病有沉滞久积聚，可切脉而知之耶？

然：诊在右胁有积气，得肺脉结，脉结甚则积甚，结微则气微。

诊不得肺脉，而右胁有积气者何也？

然：肺脉虽不见，右手脉当沉伏。

其外痼疾同法耶？将异也？

然：结者，脉来去时一止，无常数，名曰结也。伏者，脉行筋下也。浮者，脉在肉上行也。左右表里，法皆如此。假如脉结伏者，内无积聚；脉浮结者，外无痼疾；有积聚脉不结伏，有痼疾脉不浮结，为脉不应病。病不应脉，是为死病也。

【点评】本难论三部九候脉法，对其脉位分部、切按手法、脏腑配位、分部主病作了提纲性阐述，并举积聚、痼疾的脉诊为例作了应用说明。

关于脉位分部和脏腑配位，其基本原理是按五行更替相生序次，将经脉脏腑配置于左右寸口上下三部，示意如下

| 三部＼左右手 | 左 | | | 右 |
|---|---|---|---|---|
| 寸 | 手少阴心<br>手太阳小肠 | 火 | 金 | 手太阴肺<br>手阳明大肠 |
| 关 | 足厥阴肝<br>足少阳胆 | 木 | 土 | 足太阴脾<br>足阳明胃 |
| 尺 | 足少阴肾<br>足太阳膀胱 | 水 | 火 | 手厥阴心包<br>手少阳三焦 |

《内经》也有三部九候之名，但只是全身九处脉动诊察点而分天地人三部，《难经》的三部九候则是一种脉诊方法模式，以三部为纵、九候为横，纵横交叉体察脉动变化，收集生理、病理信息，同时诊脉部位也更加方便、适用，因而是脉诊方法的进步。关于寸关尺三部的经脉脏腑脉位配置，王叔和、李时珍、张景岳、吴谦等，基本遵《难经》而大同小异。同者，五脏脉位相同；异者，大小肠脉位不同。王叔和依五行相生、脏腑相合原理，配之于两寸；李时珍、张景岳、吴谦则据三部配三焦脏腑而配之于两尺，均系《难经》所论。两者的是非，难以断定，应根据临床实际病证选用：如病证涉脏腑相合者从前，如心火下移小肠诊左寸；如病证涉病位在下焦者从后，如大肠痛诊右尺，不宜拘泥。

自《难经》创建三部九候脉法以来，迅即成为中医临床的主流脉法，历代沿用至今。然而近百年来，对于《难经》三部九候脉法的责难不断，中医则自辩有大量医疗实践文献以为实证。这

是站得住的理由。《难经》寸口脉法问世之后，《伤寒论》《金匮要略》遵而用之，建立了中医理法方药贯通一体、理论临床互动互证的医学理论验证和发展的方法学模式，使中医学虽历经冲击而顽强生存下来，其中必有至理存焉。至于如何论证和解释，则需要摆脱以往还原论生物医学研究方法的拘束，寻求对中国式系统生命观及其医学研究的新思路、新方法，才能探究到三部九候脉法的奥秘。

**十九难曰**：经言脉有顺逆，男女有恒，而反者，何谓也？

然：男子生于寅，寅为木，阳也；女子生于申，申为金，阴也。故男脉在关上，女脉在关下。是以男子尺脉恒弱，女子尺脉恒盛，是其常也。反者，男得女脉，女得男脉也。

其为病何如？

然：男得女脉为不足，病在内；左得之病在左，右得之病在右，随脉言之也。女得男脉为太过，病在四肢；左得之病在左，右得之病在右，随脉言之，此之谓也。

【点评】本难讨论男女生理禀赋差异在脉象上的表现。男女两性阴阳五行属性不同，在脉象上也应有所区别，如本难所说男寸盛而尺弱；女寸弱而尺盛，若得相反脉象则发病。男女生理禀赋是有差异的，这在《素问·上古天真论》已有论述，《难经》从脉象探讨这一差异是有意义的，至于脉象差异是否如本难所论，有待进一步研究。

## 二十难曰：经言脉有伏匿。伏匿于何脏而言伏匿邪？

然：谓阴阳更相乘，更相伏也。脉居阴部而反阳脉见者，为阳乘阴也，脉虽时沉涩而短，此谓阳中伏阴也；脉居阳部而反阴脉见者，为阴乘阳也，脉虽时浮滑而长，此谓阴中伏阳也。

重阳者狂，重阴者癫。脱阳者见鬼，脱阴者目盲。

【点评】本难通过讨论脉象阴阳相乘、相伏、相重、脱失，阐述阴阳病脉的演变过程。先论脉象阴阳相乘、相伏是寸部夹杂有阴脉、尺部夹杂有阳脉；继论脉象重阴重阳，则重阴重阳是由阴阳相乘发展而来；再论脱阳、脱阴，则脱阴脱阳又是从重阴重阳发展而来，以致出现阳部脉脱、阴部脉脱，从而说明病变由阴阳之盛至阴阳之极而脱亡的过程。

"重阳"句，滑寿说"此五十九难之文，错简在此"，而滕万卿则认为"彼所论则脏气偏实之所生，病从内也；此即伤寒热病阳证等所见，病从外也，故见鬼、目盲乃死。彼所谓狂癫，正气自失，精神放散，不归本舍，历年之久，犹尚未已。岂有目盲见鬼之危乎？"据此，则本难狂癫有似症状性精神失常，而五十九难之狂癫则属精神病患范畴。此说甚辩，临床有征，可从。

## 二十一难曰：经言人形病脉不病曰生，脉病形不病曰死，何谓也？

然：人形病脉不病，非有不病者也，谓息数不应脉数也，此大法。

【点评】本难以脉测人，强调脉诊重要。盖脉象是体内脏腑气血及其活动的反映，外以内为本，人的形体虽显病恙，但脉没有明显病象，说明气血尚未至大乱，故知体无大碍；反之，形病虽未觉显病痛，但若脉已见败象，则预后不良。这里"病"与"不病"，只就表面或病象明显与否而言。此外，本难也可说明舍证从脉的辨证方法，对于临床诊治有一定指导意义。

本难答辞，难于理解，注家多疑文有脱误，可从。

## 二十二难曰：经言脉有是动，有所生病，一脉变为二病者，何也？

然：经言是动者，气也；所生病者，血也。邪在气，气为是动；邪在血，血为所生病。气主呴之，血主濡之。气留而不行者，为气先病也；血壅而不濡者，为血后病也。故先为是动，后所生病也。

【点评】本难阐释"是动""所生病"的含义，以气血先后为论，则是动病在气分，所生病在血分。《难经》此解与《灵枢·经脉》篇所述病候相对照，似难理解，故徐大椿说："此就气血以言病，与《经脉篇》本旨异"。但若放下成见，以《难经》别引经论，则此说又能自成一理，其理论意义和临床价值影响深远。此外，本难提出"气主呴之，血主濡之"，高度概括了气血的生理功能，对于理解气血的功能特性，掌握气血的病变规律、病证特点及其治疗原则，都有启发意义。

**二十三难曰**：手足三阴三阳，脉之度数，可晓以不？

然：手三阳之脉，从手走头，长五尺，五六合三丈。手三阴之脉，从手至胸中，长三尺五寸，三六一丈八尺，五六三尺，合二丈一尺。足三阳之脉，从足至头，长八尺，六八四丈八尺。足三阴之脉，从足至胸，长六尺五寸，六六三丈六尺，五六三尺，合三丈九尺。人两足跷脉，从足至目，长七尺五寸，二七一丈四尺，二五一尺，合丈五尺。督脉、任脉各长四尺五寸，二四八尺，二五一尺，合九尺。凡脉长一十六丈二尺，此所谓十二经脉长短之数也。

经脉十二、络脉十五，何始何穷也？

然：经脉者，行血气、通阴阳，以荣于身者也。其始从中焦，注手太阴、阳明；阳明注足阳明、太阴；太阴注手少阴、太阳；太阳注足太阳、少阴；少阴注手心主、少阳；少阳注足少阳、厥阴；厥阴复还注手太阴。别络十五，皆因其原，如环无端，转相灌溉，朝于寸口、人迎，以处百病，而决死生也。

经云明知终始，阴阳定矣，何谓也？

然：终始者，脉之纪也。寸口、人迎，阴阳之气，通于朝使，如环无端，故曰始也。终者，三阴三阳之脉绝，绝则死，死各有形，故曰终也。

【点评】本难阐述经脉长度、经气走向、循环流注次序等基本知识，并指出经脉气血转相灌注，通过十五络脉加强互为表里两经之间的联系，发挥"行气血、通阴阳，以荣于身"的生理作用，而阴阳气血皆朝会于人迎、寸口，故成为诊脉之处。显然这是对一难诊脉原理的进一步论证。

关于经脉的长度，本难与《灵枢·脉度》记载相同，惟文字略有小异。考其数字，任督同长，足三阳同长，手三阳及手足三阴亦然，而且奇经只计督、任、跷，未及冲、带、维，跷脉阴阳四条只计二条，显然不完善，仅作计算之参考。关于寸口、人迎的部位，《内经》有人迎、寸口对比脉诊法，则寸口指手太阴太渊脉动处，人迎指足阳明经挟喉两旁脉动处；王叔和则以寸口脉之左寸为人迎，右寸为寸口。本难人迎、寸口所指，从独取寸口以决死生的诊脉法分析，当是后者，为王氏所本。

## 二十四难曰：手足三阴三阳气已绝，何以为候？可知其吉凶不？

然：足少阴气绝，即骨枯。少阴者，冬脉也，伏行而温于骨髓。故骨髓不温，即肉不著骨；骨肉不相亲，即肉濡而却；肉濡而却，故齿长而枯，发无润泽；无润泽者，骨先死。戊日笃，己日死。

足太阴气绝，则脉不营其口唇。口唇者，肌肉之本也。肌不营，则肌肉不滑泽；肌肉不滑泽，则肉满；肉满则唇反，唇反则肉先死。甲日笃，乙日死。

足厥阴气绝，即筋缩，引卵与舌卷。厥阴者，肝脉也。肝者，筋之合也。筋者，聚于阴器而终于舌本。故脉不营，则筋缩急；筋缩急则引卵与舌；故舌卷卵缩，此筋先死。庚日笃，辛日死。

手太阴气绝，即皮毛焦。太阴者，肺也，行气温于皮毛者也。气弗营，则皮毛焦；皮毛焦，则津液去；津液去，则皮节伤；皮节伤，则皮枯毛折；毛折者，则毛先死。丙日笃，丁日死。

手少阴气绝，则脉不通；脉不通，则血不流；血不流，则色泽去。故面色黑如黧。此血先死。壬日笃，癸日死。

三阴气俱绝者，则目眩转、目瞑；目瞑者，为失志；失志者，则志先死，死即目瞑也。

六阳气俱绝者，则阴与阳相离。阴阳相离，则腠理泄，绝汗乃出，大如贯珠，转出不流，即气先死。旦占夕死，夕占旦死。

【点评】本难阐述手足三阴经气竭绝的证候表现和预后。经脉之气源于脏腑，经气的虚实亦决定于脏腑之气的盛衰，故经气终绝就是脏腑之气的衰竭，而五脏外合五体、五官、七窍，所以脏腑经脉病变多表现所合形体官窍上，如足少阴气绝则骨枯、齿长而枯、发无润泽，其实就是肾气内竭的外在征象。至于三阴经气同绝、六阳经气同绝，显然比单经气绝证候更恶、预后更差。

本难文字与《灵枢·经脉》篇大同小异，而《素问·诊要经终论》《灵枢·终始》篇亦有六经终绝证候的论述（不分手足），可以参考。

**二十五难曰：** 有十二经，五脏六腑十一耳，其一经者，何等经也？

然：一经者，手少阴与心主别脉也。心主与三焦为表里，俱有名而无形，故言经有十二也。

【点评】本难名义上讨论脏腑十一而经脉十二的原因，实则阐明心包非脏，并认为它有名无形。这个问题，后世注家各有解释，如杨玄操说"心主有名而无脏"，玄医说"心主形者心形是也"，徐大椿说"心主者即心包络，有脂膜以卫心者也，安得无形？其所以不得谓之脏者，盖心主代心行事，本无所藏，故不以脏名也"。据此说明，所谓"无形"、非脏，并非无形质可见，而是言其包于心外，不是一个独立脏器而已。

此外，关于心主包络及其经脉问题，也反映了经络学说演变过程的一个侧面。1973年出土的长沙马王堆医帛书"阴阳十一脉灸经"与"足臂十一脉灸经"中均无手厥阴心包经的记载；《灵枢·经脉》篇较医帛书二"灸经"晚出，记载了手少阴心经和手厥阴心包经的起止循行部位，但在述及阴经气绝时又缺手厥阴心包经(二十四难亦同)；《邪客》篇合心与心包为一脏，以心包代心受邪而论手少阴无俞；本难专论心包"有名无形"，且不当作独立脏器，较之后世以十二经配十二官来说，仍处于早期过渡阶段。

## 二十六难曰：经有十二，络有十五。余三络者，是何等络也？

然：有阳络，有阴络，有脾之大络。阳络者，阳跷之络也；阴络者，阴跷之络也。故络有十五焉。

【点评】本难与《灵枢·经脉》的十五络，均有十二经络和脾大络，不同的是阴阳跷之络与任、督之络。络脉，亦称别络，是经脉在循行过程中别出的支络，有贯通阴阳表里两经纽带的作用。考本难阴阳跷之脉，并发源于足跟中，一循内踝而上，一循外踝而上，彼此相对以行，亦有互为贯注之理，故此取阴阳跷而舍督、任，或可作为别有师承的例证。目前临床所用十五络穴，以《经脉》篇为主。

**二十七难曰**：脉有奇经八脉者，不拘于十二经，何也？

然：有阳维，有阴维，有阳跷，有阴跷，有冲，有督，有任，有带之脉。凡此八脉者，皆不拘于经，故曰奇经八脉也。

经有十二，络有十五，凡二十七气，相随上下，何独不拘于经也？

然：圣人图设沟渠，通利水道，以备不然。天雨降下，沟渠溢满，当此之时，霶霈妄作，圣人不能复图也。此络脉满溢，诸经不能复拘也。

【点评】与《内经》不同的是，《难经》在八脉基础上提出奇经为八脉之总名，并指出奇经不属于十二经范围之内，是异于正经的经脉。此外，本难还讨论奇经八脉的生理功能，可与下一难经文合论。

**二十八难曰**：其奇经八脉者，既不拘于十二经，皆何起何继也？

然：督脉者，起于下极之俞，并于脊里，上至风府，入属于脑。任脉者，起于中极之下，以上毛际，循腹里，上关元，至喉咽。冲脉者，起于气冲，并足阳明之经，夹脐上行，至胸中而散也。

带脉者，起于季胁，回身一周。

阳跷脉者，起于跟中，循外踝上行，入风池。

阴跷脉者，亦起于跟中，循内踝上行，至咽喉，交贯冲脉。

阳维、阴维者，维络于身，溢蓄不能环流灌溉诸经者也。故阳维起于诸阳会也，阴维起于诸阴交也。

比于圣人图设沟渠，沟渠满溢，流于深湖，故圣人不能拘通也。而人脉隆盛，入于八脉，而不环周。故十二经亦不能拘之。其受邪气，蓄则肿热，砭射之也。

【点评】本难分述八脉的起止循行部位，简要明晰，自有特点。惟据文献，奇经八脉还有许多分支，布散于全身上下，与各经相互贯通，尤冲、任、督三脉分布更为广泛，故欲全面了解奇经八脉的循行路线，还应参考《内经》的有关篇章以及李时珍《奇经八脉考》。

本难最重要内容是阐发奇经的生理功能。本难说："沟渠满溢，流于深湖"，将十二经喻为沟渠，奇经喻为深湖，明确指出奇经生理功能是储藏并调节十二经气血。《难经》的这种认识，比《内经》更深刻，并得到后世医家的高度评价，如李时珍赞曰："此发《灵》《素》未发之秘旨也。"盖人有十二经络，纵横全身，通行表里，输运气血，沟通信息。十二经之外，又有奇经，汇聚气血，调节出入，其与正经不同之处，正在于储备调节，在生理、病理上发挥着独特作用。现代研究认为：如果说十二经脉中的某些性质相近的几条经脉建构有联合组织系统，那么奇经八脉作为这个联合组织系统的核心，就"担任着联系、调整和主宰这个组织的经脉的功能。"（参见裘沛然《壶天散墨·奇经八脉的研究》）

因而在临床上，就可以运用奇经理论诊治若干条经脉的联合疾患，简明扼要，提纲挈领，《临证指南》叶氏用之显见功效。此外，在养生理论与实践中，奇经之理在气功、针灸、按摩等应用广泛，特别是道家养生功对奇经认识独特，值得研究，正如李时珍所说："医不知此，罔探病机；仙不知此，难安炉鼎。"(《奇经八脉考》)

此外，本难提出的砭石刺射放血疗法，具有疏通经络气血郁滞的作用。现在临床上亦常应用。

## 二十九难曰：奇经之为病何如？

然：阳维维于阳，阴维维于阴，阴阳不能自相维，则怅然失志，溶溶不能自收持。阳维为病苦寒热，阴维为病苦心痛。

阴跷为病，阳缓而阴急；阳跷为病，阴缓而阳急。

冲之为病，逆气而里急。

督之为病，脊强而厥。

任之为病，其内苦结，男子为七疝，女子为瘕聚。

带之为病，腹满，腰溶溶如坐水中。

此奇经八脉之为病也。

【点评】本难主要讨论奇经八脉的病证。所以产生这些病证，与该经脉循行路线及其生理功能有密切关系。八脉之中，又以冲、任、督三脉临床应用较多，此三者均起于胞中，故有"一源三歧"之说，皆与生殖系统疾病有关，因此临床常用"调理冲任"法治月经病，"温养任督"法治生殖功能减退诸证。

## 三十难曰：荣气之行，常与卫气相随不？

然：经言人受气于谷，谷入于胃，乃传与五脏六腑，五脏六腑皆受于气。其清者为荣，浊者为卫，荣行脉中，卫行脉外，营周不息，五十而复大会，阴阳相贯，如环之无端，故知荣卫相随也。

【点评】本难阐述荣卫生成、特性及运行，其中生成与运行问题，与《灵枢》相同，注家已详释，可供参考。

关于荣卫运行，本难云"荣卫相随"，此《内经》所不言，有何深意？盖《内经》既言营行脉中、卫行脉外，两者应是相伴；但又说营随十二经阴阳表里顺序运转，卫则昼行于阳夜行于阴，两者当是分道行之。如此看来，《内经》似乎自相矛盾，而注家少有说清者。《难经》则明确说"荣卫相随"，或有至理。日本学者玄医注一难云："盖卫气昼行阳、夜行阴，非言卫气昼在阳分，而阴分无有；夜在阴分，而阳分无有焉。昼行阳，始于太阳者，阳气昼浮表，有余于阳，不足于阴。虽行阳不行阴，阴分岂可无气耶？夜行内者，阳气沉里，有余于阴，不足于阳，虽行阴不行阳，阳分岂可无气耶？言其行阳行阴者，指卫气盛处为言，非言在彼无此也。"行阳行阴，仅是指卫气盛处而言。也就是说，卫气昼行阳、夜行阴，是卫气运行的一种调节形式，以适应自然昼夜阴阳消长规律，在此同时，仍有卫气随营气运动。这种适应生理需要的调节，在卫气还有多种形式，如应肢体或脑力活动，卫气随往支援；针刺腧穴，感觉沿经络传导，乃卫气应激运行等等，这与卫气刚悍活跃的特性是一致的。那么，《难经》所说"荣卫相随"是运行的基本形式，卫气的其他运行形式是其调节方式，从而使我们对营卫理论的认识更全面、系统，临床应用思路也有所新开拓。

**三十一难曰**：三焦者，何禀何生？何始何终？其治常在何许？可晓以不？

然：三焦者，水谷之道路，气之所终始也。

上焦者，在心下，下膈，在胃上口，主内而不出。其治在膻中，玉堂下一寸六分，直两乳间陷者是。中焦者，在胃中脘，不上不下，主腐熟水谷，其治在脐旁。下焦者，当膀胱上口，主分别清浊，主出而不内，以传道也，其治在脐下一寸。故名曰三焦。其府在气街。

【点评】本难专论三焦，提出三焦是"水谷之道路，气之所终始"的生理概念，与《内经》同异各表，显见得别有师承，并具有很高的学术价值。

《内经》三焦有三义：水道、经脉和水谷入出之道。《难经》有经脉三焦而无水道三焦，水谷出入三焦也与《内经》同中有异。盖《内经》以水谷入胃，化于中焦而成精微（"中焦如沤"），水谷生化之余物由下焦而出（"下焦如渎"），此与《难经》中焦"不上不下，主腐熟水谷"、下焦"主出而不内，以传道"同义；而其"上焦如雾"主宣发水谷精微则与《难经》"主内而不出"的上焦若相反。深入分析就会发现，《内经》略去水谷摄入环节而突出上焦敷布水谷精微的功能，而《难经》则重视水谷从入到出的变化流程，可与四十四难消化道七冲门联读，突出诸腑"形脏"义蕴，对于吞咽障碍、进食困难以及呕吐、嗳噫等水谷不入病候的辨治有指导意义。

本难提出三焦乃"气之所终始"，具有重大的学术意义。这里的气，就本难来看当然可以理解为水谷精微，但若联系八难、六十六难三焦敷布原气并以原气为生存之源的论述，则这里的气当理解为原气，或总括先后天之气亦未尝不可。故所谓"气之所终始"，就是三焦因禀气而生为始、以敷布气达全身而为终，其实质是以三焦为气道。至于气道三焦的来由、结构、实质考证，待后再评。《难经》气道三焦的提出是对中医理论的重大贡献。后世历代论及三焦气化皆引《内经》发源为证，其实《内经》或有此意，但并无明确阐论，原创之功当归于本经，如当代中医论著、教材在介绍三焦知识时常引《中藏经》"三焦者，人之三元之气也，总领五脏六腑、荣卫经络、内外左右上下之气"一段文字，其学术当源自《难经》。盖《中藏经》虽非系华佗亲著，但写作年代当不晚于南北朝，书中并有三焦"有名而无形"之论，是学术承继《难经》的明证。

**三十二难曰：** 五脏俱等，而心肺独在膈上者何也？

然：心者血，肺者气，血为荣，气为卫，相随上下，谓之荣卫，通行经络，营周于外，故令心肺在膈上也。

【点评】本难提出"心肺独在膈上"，是为强调它们在生命中的重要性。推求古义，膈上属阳，其位至尊。心主血、肺主气，荣卫生命之身，喻之父母，故位至尊而在膈上，这与《素问·刺禁论》"膈肓之上，中有父母"的精神是一致的。

**三十三难曰：** 肝青象木，肺白象金，肝得水而沉，木得水而浮；肺得水而浮，金得水而沉。其意何也？

然：肝者，非为纯木也，乙角也，庚之柔。大言阴与阳，小言夫与妇，释其微阳，而吸其微阴之气，其意乐金，又行阴道多，故令肝得水而沉也。肺者，非为纯金也，辛商也，丙之柔。大言阴与阳，小言夫与妇。释其微阴，婚而就火，其意乐火，又行阳道多，故令肺得水而浮也。

肺熟而复沉，肝熟而复浮者，何也？故知辛当归庚，乙当归甲也。

【点评】本难举例肝属木却在水中沉、肺属金却在水中浮，与物之本性有别，意在说明生物本性之理。盖人体含生之肝并非纯木，其含有金气，故在水中沉；而肺亦非纯金，其含有火气，故在水中浮。当肝熟、肺熟之后，则所含生气离去，遂返原性。凡此物理，似无深义，且以天干推演、夫妇作喻，亦属荒诞，但究其精神实质，是在推求生命奥义，如肝木属阳而又有阴阳，阴木之中含有阳金克制之气，故使肝居膈下阴位而属少阳，藏血而性升散；肺金属阴而又有阴阳，阴金之中含有阳火克制之气，故使肺居膈上阳位而属少阴，主气而性肃降，以此阐发脏腑之间阴阳互根、生克制化的关系，对于我们深入研究藏象学说很有启发意义。

又，"熟"字，《难经经释》作"热"。张寿颐赞同此说，并云："盖肺有热则清肃之令不行，故失其轻扬之本性，而为沉重；肝有热则木火之焰上灼，故失其沉潜之本性，而反升浮。"（《难经汇注笺正》）可参。

三十四难曰：五脏各有声色臭味，皆可晓知以不？

然：《十变》言，肝色青，其臭臊，其味酸，其声呼，其液泣；

心色赤，其臭焦，其味苦，其声言，其液汗；脾色黄，其臭香，其味甘，其声歌，其液涎；肺色白，其臭腥，其味辛，其声哭，其液涕；肾色黑，其臭腐，其味咸，其声呻，其液唾。是五脏声色臭味也。

五脏有七神，各何所藏耶？

然：脏者，人之神气所舍藏也。故肝藏魂，肺藏魄，心藏神，脾藏意与智，肾藏精与志也。

【点评】本难论五脏各主五声、五色、五臭、五味、五液和七神，与《素问·阴阳应象大论》《宣明五气》篇和《灵枢·九针论》等篇记载大同小异，可以互参，以见《内》《难》虽各有创见，而五脏为核心的藏象理论构架相同。

**三十五难曰**：五脏各有所，腑皆相近，而心肺独去大肠、小肠远者，何也？

然：经言心荣肺卫，通行阳气，故居在上；大肠、小肠传阴气而下，故居在下，所以相去而远也。

又，诸腑者皆阳也，清净之处，今大肠、小肠、胃与膀胱，皆受不净，其意何也？

然：诸腑者，谓是，非也。经言小肠者，受盛之腑也；大肠者，传泻行道之腑也；胆者，清净之腑也；胃者，水谷之腑也；膀胱者，津液之腑也，一腑犹无两名，故知非也。小肠者，心之腑；大肠者，肺之腑；胆者，肝之腑；胃者，脾之腑；膀胱者，肾之腑。小肠谓赤肠，大肠谓白肠，胆者谓青肠，胃者谓黄肠，膀胱谓黑肠，下焦之所治也。

【点评】本难所论五脏五腑相合以及各腑生理功能，与《内经》基本相同。此外，《难经》还有三问答议论：一是心肺的脏腑相合与肝脾肾不同，何以距大小肠甚远？其原因是心肺通行营卫以行阳，而大小肠则传导糟粕以出阴，阳上阴下，不得不相去较远。二是腑属阳，阳者当清明洁净，而诸腑却容留浊阴之物为何？此议错在对腑之阳的理解。这里的阴阳是指脏腑藏泻，而非纳物清浊，故诸腑"传化物而不藏"属阳也。最后以五色之肠命名诸腑，注家有引《释名》将"肠"作"畅"解者，有以"肠"作"腑"解者，均欠缺证据，总以五腑通顺为本性、列入五行类列理解为宜。

## 三十六难曰：脏各有一耳，肾独有两者，何也？

然：肾两者，非皆肾也。其左者为肾，右者为命门。命门者，诸神精之所舍，原气之所系也；男子以藏精，女子以系胞。故知肾有一也。

【点评】本难提出命门之论，言其部位原由和生理功能，是中医命门理论的真正导源。盖《内经》虽有命门之名，但只是足太阳经之"根"或"结"，系指眼睛；本经则认定命门是人身至尊至要之脏，乃"诸神精之所舍，原气之所系""男子以藏精，女子以系胞"，即先天精气神之根柢，男女性生殖之根源。喻其重要，称为"命门"。此说一兴，《内经》命门之义遂晦，"眼睛命门"已少有人知。命门论要点如下：

1. "原气之所系"。原、元古代相通，徐大椿《难经经释》云"原气即元气，言根柢乎此也。"在本经多次使用，即八难的"生气之原""肾间动气"，是人体的先天之气，三焦气化之根源，对脏腑经络活动具有推动作用；能纳气归源，是呼吸功能的根本；还是人体一切抗邪能力的本原，被称为"守邪之神"。而原气及其发挥的重要作用，都有赖于命门的维系。换句话说，命门是原气的产生和维持的根源，命门的盛衰对于生命活动的正常与否起着决定的作用。

2. "神精之所舍"。原气生于先天之精，而精为身之本，是发育成人体与维持其生长发育的基础；神即生命力，又是生命的主宰，其生于精气，又能制约精气。命门是神和精藏舍之处，主持生长发育，乃生命之先天主宰。

3. "男子以藏精，女子以系胞"。男子于此藏生殖之精，二八施泻而具备生殖能力；女子于此以系胞，二七月事时至而能妊子，命门主持人的性生殖功能。

从生命体的形成、发育、衰退到竭亡，即人的生、长、壮、老、死，命门藏舍之精气神都发挥着主宰作用。其中特别强调生命体来源，即男女生殖活动取决于命门藏精、系胞作用。因此，命门是人体生命先天系统的核心。这些知识和理论，可结合《素问·上古天真论》《灵枢·天年》理解。

**三十七难曰：**五脏之气，于何发起，通于何许，可晓以不？

然：五脏者，当上关于九窍也，故肺气通于鼻，鼻和则知香臭矣；肝气通于目，目和则知黑白矣；脾气通于口，口和则知谷味矣；心气通于舌，舌和则知五味矣，肾气通于耳，耳和则知五音矣。

五脏不和则九窍不通；六腑不和则留结为痈。邪在六腑，则阳脉不和；阳脉不和，则气留之；气留之则阳脉盛矣。邪在五脏，则阴脉不和；阴脉不和，则血留之；血留之则阴脉盛矣。阴气太盛则阳气不得相营也，故曰格。阳气太盛，则阴气不得相营也，故曰关。阴阳俱盛不得相营也，故曰关格。关格者，不得尽其命而死矣。

经言气独行于五脏，不营于六腑者，何也？

然：夫气之所行也，如水之流，不得息也。故阴脉营于五脏，阳脉营于六腑，如环无端，莫知其纪，终而复始，其不复溢，人气内温于脏腑，外濡于腠理矣。

【点评】本难议题除五脏与七窍关系可与《灵枢·脉度》原文结合学习外，还论及阴阳经脉气血运行及其紊乱与脏腑关系等，但文义难以相贯，多家注已指出阙疑，故此难所述有待进一步研究。

**三十八难曰**：脏唯有五，腑独有六者，何也？

然：所以腑有六者，谓三焦也。有原气之别焉，主持诸气，有名而无形，其经属手少阳。此外腑也，故言腑有六焉。

【点评】本难于五脏五腑之外，别出三焦一腑，并提出三焦为"元气之别（使）""主持诸气"，进一步发挥三十一难气道三焦的理论。

《难经》论三焦功能，有三十一难"气之所终始"、本难"主持诸气"、六十六难"主通行三气"，均是说人身各种气的活动都在三焦，三焦是气化的场所，其中特别强调三焦输布原气的功能，故本难提出三焦是"原气之别（使）"。此后三焦"气化场所"之论，由《中藏经》整理、概括和推广，已为历代医家所用，"三焦气化"遂之成为中医学的基础理论。这里"气化"的气当然是指生于先天、养于后天的先后天综合之气，而本难特指出三焦具有输布先天原气（元气）的作用，是很有意义的，其义在突出先天理论。盖三焦以气道禀受命门原气而生，又输导原气通行人身上中下，发挥原气之生理效应，是《难经》先天系统的重要组成部分，无论在学术还是在临床都极有价值。

本难提出三焦"有名而无形"，引起后世医家持续长久的纷争议论，因涉及三焦名实，不得不辩论求正。盖焦之为义，诸注纷杂，未及全可。《灵枢·背腧》篇有"肺腧在三焦之间，心腧在五焦之间"，三焦、五焦，就是肺气、心气在第三、五个脊骨骨节间出入通道，日本名古屋玄医《难经注疏》说焦乃"骨肉脏腑空隙之会"，因而以焦为精气出入通道，更合经义；而以三命名，合三才、三元、三生万物之理，故能通上达下，包内罗外，布达原气于全身，深入脏腑经络组织器官，是全身精气升降出入活动的通道、气化的场所。《金匮要略》所说"腠者，三焦通会元真之处，为血气所注；理者，脏腑皮肤之文理也"，也是以此为依据的。此腑固无匹配，与其他有形可观之腑亦不同，《内经》称"孤腑"，本经称"外腑"；不能谓之无质，却可称之无形——无特形也，不得定其象也，此与《老子》"大象无形"之义颇合。正因为如此，所以二十五难使之与同样无特形的心包络为表里，并云"俱有名而无形"，可以看出作者的用意。

## 三十九难曰：经言腑有五、脏有六者，何也？

然：六腑者，正有五腑也，五脏亦有六脏者，谓肾有两脏也。其左为肾，右为命门。命门者，精神之所舍也；男子以藏精，女子以系胞，其气与肾通。故言脏有六也。

腑有五者何也？

然：五脏各一腑，三焦亦是一腑，然不属于五脏。故言腑有五焉。

**【点评】** 本难主要阐述命门来源及其与肾的关系，有三段经文可资分析：右肾为命门、其气与肾通、生气之原在肾间动气。

1. 肾命左右辨。本难以"左肾右命门"入论，文义明了，似乎无需争议，故俗说有左肾藏精、右命相火藏象之论，有命门阳虚火衰病机之说，有尺部左肾右命脉诊之法。但诸论皆违逆阴阳基本义理。盖阴阳互根互包，耦合氤氲，必不能离之为二，故本难进一步明确"（命门）其气与肾通"，因而这里的左右阴阳，只能看作是援物寓意的形象说法，其内涵真义应从阴阳水火对待理解。以左右寓阴阳，阴为阳之基性静主守、阳为阴之化性动主用，则肾间动气即人生气之原，命门居于两肾之中，犹如古人画卦，坎为水，以一阳居于两阴之间，即是肾命真象（民国张寿颐《难经汇注笺证》）。

2. 肾命太极辨。明代命门大家孙一奎《医旨绪余》将命门视为人之太极，譬如菽豆生芽，豆瓣有二，芽生其中，豆瓣如两肾，芽则命门生气之象，则肾为命门气化之器也。因此，命门与肾实为一体，虽然《内经》尚不言先天功能，但已知万物生于水而论肾属水藏精，主人之生长发育与性生殖功能，只是未明分先后天系统，故以肾又主蒸水化气，既有虚证又有实证；《难经》则从肾中分出命门，确立了先天系统核心，故我们通常所说命门即是肾中元精、元气、元神所生及藏舍之所，而命门精气分之为二则为元阴、元阳，必是有虚而无实，是人生命之根蒂、本原，生死、寿夭系之，其病机、诊治、养生意义参见"命元三焦系统"专论（《难经理论与实践》第三章第三节）。

## 四十难曰：经言肝主色、心主臭、脾主味、肺主声、肾主液。鼻者，肺之候，而反知香臭；耳者，肾之候，而反闻声，其意何也？

然：肺者，西方金也，金生于巳，巳者南方火，火者心，心主臭，故令鼻知香臭。肾者，北方水也，水生于申，申者西方金，金者肺，肺主声，故令声闻声。

【点评】三十四难论五脏各有其声、色、臭、味，是从五脏所主五行为范式类分而成；而本难又提出五脏各自专主声、色、臭、味，四十九难有其应用，可以参阅。至于耳鼻的功能为什么与所主之脏的专主不同，有注者以古代"五行长生法"（注）为解，可参考，其理论意义与临床价值有待于进一步研究。

注："五行长生"是与一般所说五行相生不同的方法，在东汉颇为流行。以十二支配五脏，与一般法相同（亥子属水，寅卯属木，巳午属火，申酉属金，辰戌丑未属土），但生法不同：木长生于亥（水），火长生于寅（木），金长生于巳（火），水长生于申（金）。"土则寄旺四季于辰戌丑未之月，各王一十八日，万物所知所能皆和长生之时"（张世贤《图注八十一难经》）。据此，鼻虽为肺窍，但金生于巳，肺金的生理功能动力来源于心火，心本主臭，故而鼻主臭。耳虽为肾窍，但水生于申，肾水的生理功能动力来源于肺金，肺本主声，故而耳主闻声，从而说明内脏生理功能的相互依赖关系。

## 四十一难曰：肝独有两叶，以何应也？

然：肝者，东方木也，木者，春也，万物始生，其尚幼小，意无所亲，去太阴尚近，离太阳不远，犹有两心，故有两叶，亦应木叶也。

【点评】本难以类比之法，从脏体两叶悟出肝的功能特点。这种方法是《内经》《难经》建立中医概念的基本方法，是中国人常用的一种认知模式，称为意象思维或象思维。它将内脏的解剖实体作为物象来观察，在联想与经验的基础上，进行别异比类以及推理等思维活动，以形成概念和理论。本难就是把肝有两叶，和居于冬夏两者之间、木根于内而出于外之象联系起来，说明肝属木应春为少阳之脏，成为中医脏象肝概念与肝理论的学术渊源。

## 四十二难曰：人肠胃长短，受水谷多少，各几何？

然：胃大一尺五寸，径五寸，长二尺六寸，横屈受水谷三斗五升，其中常留谷二斗，水一斗五升。小肠大二寸半，径八分之少半，长三丈二尺，受谷二斗四升，水六升三合之大半。回肠大四寸，径一寸半，长二丈一尺，受谷一斗，水七升半。广肠大八寸，径二寸半，长二尺八寸，受谷九升三合八分合之一。故肠胃凡长五丈八尺四寸，合受水谷八斗七升六合八分合之一。此肠胃长短，受水谷之数也。

肝重二斤四两，左三叶，右四叶，凡七叶，主藏魂。心重十二两，中有七孔三毛，盛精汁三合，主藏神。脾重二斤三两，扁广三寸，长五寸，有散膏半斤，主裹血，温五脏，主藏意。肺重三斤三两，六叶两耳，凡八叶，主藏魄。肾有两枚，重一斤一两，主藏志。

胆在肝之短叶间，重三两三铢，盛精汁三合。胃重二斤二两，纡曲屈伸，长二尺六寸，大一尺五寸，径五寸，盛谷二斗，水一斗五升。小肠重二斤十四两，长三丈二尺，广二寸半，径八分分之少半，左回叠积十六曲，盛谷二斗四升，水六升三合合之大半。大肠重二斤十二两，长二丈一尺，广四寸，径一寸，当齐右回十六曲，盛谷一斗，水七升半。膀胱重九两二铢，纵广九寸，盛溺九升九合。

口广二寸半，唇至齿长九分，齿以后至会厌，深三寸半，大容五合。舌重十两，长七寸，广二寸半。咽门重十二两，广二寸半，至胃长一尺半寸。喉咙重十二两，广二寸，长一尺二寸，九节。肛门重十二两，大八寸，径二寸大半，长二尺八寸，受谷九升三合八分合之一。

【点评】本难与《灵枢》肠胃、平人绝谷二篇均讨论内脏解剖形态，而此又增加了五脏轻重及其所盛、所藏等内容，是古代解剖学的经典文献资料。这些资料，与现今的解剖学知识相比，虽然简略，但基本正确，在解剖学发展史上，也是一项重要成就，说明我国古代的解剖学是相当先进的，并孕育出一批古代外科名医，如上古俞跗、三国华佗等。至于此后我国传统解剖学为什么再没有突破性提高，其原因主要是医学研究方法发生转变，需要专题讨论。

此外，本难提出脾"主裹血"，是后世"脾统血"论的根据，在理论和临床都有很高价值。

## 四十三难曰：人不食饮，七日而死者何也？

然：人胃中有留谷二斗，水一斗五升，故平人日再至圊，一行二升半，日中五升，七日五七三斗五升，而水谷尽矣。故平人不食饮七日而死者，水谷津液俱尽，即死矣。

【点评】本难论七日不进饮食则死的原因是"水谷津液俱尽"，这与《内经》人以胃气为本的精神是一致的。

## 四十四难曰：七冲门何在？

然：唇为飞门，齿为户门，会厌为吸门，胃为贲门，太仓下口为幽门，大肠小肠会为阑门，下极为魄门，故曰七冲门也。

【点评】七冲门是古人对消化道七个解剖部位的命名，乃水谷受纳、消化、排泄必经之处。从命名即可了解其作用，也对于理解消化道的生理过程有一定意义。这些名称，至今仍在沿用，是为《难经》的经典原创。

## 四十五难曰：经言八会者，何也？

然：腑会太仓，脏会季胁，筋会阳陵泉，髓会绝骨，血会鬲俞，骨会大杼，脉会太渊，气会三焦外一筋直两乳内也。热病在内者，取其会之气穴也。

【点评】八会穴是脏腑筋骨髓脉气血的精气，在运行过程中的会聚部位。这些会聚点都是经脉上的腧穴。由于八会穴在生理上与上述脏腑组织的特殊关系，所以能针治有关的病变，而不仅是如原文所说的热病，如针中脘治胃痛、呕吐；针章门治胁痛，灸之治脾虚不运；针阳陵泉和绝骨治风湿痹病；针膈俞治血虚和慢性出血性病证；有报道刺大杼治小儿麻痹之上肢瘫痪疗效较好，是"骨会大杼"的应用；以太渊为主配内关治"无脉症"取得显著效果，则是"脉会太渊"的应用。

## 四十六难曰：老人卧而不寐，少壮寐而不寤者，何也？

然：经言少壮者，血气盛，肌肉滑，气道通，荣卫之行不失常，故昼日精，夜不寤也。老人血气衰，肌肉不滑，荣卫之道涩，故昼日不能精，夜不能寐也。故知老人不得寐也。

【点评】本难讨论少壮与老人睡眠差异生理现象的机理，认为主要是年龄差异导致的生理性营卫盛衰与滑涩。这种认识对于老年人养生和临床诊治都有指导意义。

本难文字与《灵枢·营卫生会》大同小异，或可理解为两经共同引用了同一文献。

## 四十七难曰：人面独能耐寒者，何也？

然：人头者，诸阳之会也。诸阴脉皆至颈、胸中而还，独诸阳脉皆上至头耳，故令面耐寒也。

【点评】本难论述面部耐寒的原因，认为头为诸阳之会。考头面部经脉，手三阳脉，从手至头；足三阳脉，从头至足，头面部是手足三阳脉的起止部位。此外，督脉亦行至头。因此头面部阳气旺盛，故耐寒。"头为诸阳之会"的观点为解释某些病理现象提供了理论依据，如头汗出、面红如妆等与头面阳气会聚的特性有关。

此外，《内经》也讨论过面部耐寒原因，《灵枢·邪气脏腑病形》说："十二经脉，三百六十五络，其气血皆上于面而走空窍"，也说明头面耐寒与十二经脉气血的温养均有关系，不过阳经的作用居于主要地位而已。

## 四十八难曰：人有三虚三实，何谓也？

然：有脉之虚实，有病之虚实，有诊之虚实也。脉之虚实者，濡者为虚，紧牢者为实。病之虚实者，出者为虚，入者为实；言者为虚，不言者为实；缓者为虚，急者为实。诊之虚实者，濡者为虚，牢者为实；痒者为虚，痛者为实；外痛内快，为外实内虚，内痛外快，为内实外虚。故曰虚实也。

【点评】本难从脉象、病象和体征三个方面鉴别病证的虚实，属于诊法内容，方法具体、切合实际；若从学术史角度而言，本难对中医从概念、理论到临床应用过程，发挥了经典性方法的示范作用，为诊断学的发展做出了贡献。

**四十九难曰：**有正经自病，有五邪所伤，何以别之？

然：忧愁思虑则伤心；形寒寒饮则伤肺；恚怒气逆，上而不下则伤肝；饮食劳倦则伤脾；久坐湿地，强力入水则伤肾。是正经之自病也。

何谓五邪？

然：有中风，有伤暑，有饮食劳倦，有伤寒，有中湿。此之谓五邪。

假令心病，何以知中风得之？

然：其色当赤。何以言之？肝主色，自入为青，入心为赤，入脾为黄，入肺为白，入肾为黑。肝为心邪，故知当赤色。其病身热，胁下满痛。其脉大而弦。

何以知伤暑得之？

然：当恶臭。何以言之？心主臭，自入为焦臭，入脾为香臭，入肝为臊臭，入肾为腐臭，入肺为腥臭。故知心病伤暑得之，当恶焦臭。其病身热而烦，心痛。其脉浮大而散。

何以知饮食劳倦得之？

然：当喜苦味也。虚为不欲食，实为欲食。何以言之？脾主味，入肝为酸，入心为苦，入肺为辛，入肾为咸，自入为甘。故知脾邪入心，为喜苦味也。其病身热而体重嗜卧，四肢不收。其脉浮大而缓。

何以知伤寒得之？

然：当谵言妄语。何以言之？肺主声，入肝为呼，入心为言，入脾为歌，入肾为呻，自入为哭。故知肺邪入心，为谵言妄语也。其病身热，洒洒恶寒，甚则喘咳。其脉浮大而涩。

何以知中湿得之？

然：当喜汗出不可止。何以言之？肾主湿，入肝为泣，入心为汗，入脾为涎，入肺为涕，自入为唾。故知肾邪入心，为汗出不可止也。其病身热而小腹痛，足胫寒而逆。其脉沉濡而大。

此五邪之法也。

【点评】本难讨论病因，提出"正经自病"和"五邪所伤"两种类型，既与《内经》病因理论相互发明，又有自己的特点，对中医病因学的形成与发展有重要影响。所谓"正经自病"，是指五脏所主之太过，调节失当而自伤，遂内伤本脏而病。从文字与内容看，此与《灵枢·邪气脏腑病形》《百病始生》二篇大同小异。《百病始生》说："喜怒不节则伤脏，脏伤则病起于阴也"，因而滑寿将"正经自病"归于内伤病，其相应者即内伤病因。正如滑寿所说："此本经自病者，病由内作，非外邪之干，所谓内伤者也。"与之相对应，"五邪所伤"当属之外感病，而风、暑、寒、湿则为外感病因。唯饮食劳倦无所着落。对此诸注不一，如虞庶说："正经病，谓正经虚，又伤饮食；五邪病，谓饮食伤于脾而致病也。"此有强解之嫌。盖五邪之病均有发热一症当属外感，而饮食劳倦难属外感之邪，故徐大椿说："此必传写以来，几经讹误，或者妄人又有窜改，决非周秦旧本。"当存疑待考。

此外，本难讨论病因，以五行为纲。其中，"正经自病"之情志、饮食、劳逸太过内感五脏以自伤，是围绕五脏论内因；而风寒暑湿诸邪从外侵袭为病，外邪分为五，其辨邪之法，是结合四十难五脏各主声色臭味液及三十四难五脏各有所属之声色臭味液为论，也是围绕五脏展开的，体现了阴阳五行的方法学纲领与原则，从而突出了《难经》医学理论的学术特点。同时这在临床应用上，也是极有意义的，故徐大椿说："此以一经为主病，而以各证验其所从来，其义与十难诊脉法同。以一经为例，余则准此推广，使其无所不贯，不特五脏互受五邪，凿然可晓，凡百病现证，皆当类测，此真两经（注：《素问》《灵枢》）之所未发。此义一开，而诊脉辨证之法，至精至密，真足以继先圣而开来学也。"（《难经经释》）

**五十难曰：**病有虚邪，有实邪，有贼邪，有微邪，有正邪，何以知之？

然：从后来者为虚邪，从前来者为实邪，从所不胜来者为贼邪，从所胜来者为微邪，自病者为正邪。何以言之？假令心病，中风得之为虚邪，伤暑得之为正邪，饮食劳倦得之为实邪，伤寒得之为微邪，中湿得之为贼邪。

**【点评】**本难运用五行生克乘侮理论，将不同来路的邪气，分为虚邪、实邪、贼邪、微邪、正邪，以区分病邪的性质、发病的轻重。本难举例一脏之病，对不同"方向"所来之邪（其实是不同关系诸脏所属之邪）给予命名，这里有两类名称：一类是各脏相应之邪，如风为肝邪、暑为心邪、寒为肺邪、湿为肾邪，至于饮食劳倦为脾邪前已讨论；二类是诸邪的性质及发病轻重，则与其所侵袭之脏有关，如贼邪毒烈而微邪轻。这种从外来邪气的性质和所侵袭之脏两方面判断病变轻重及预后的方法，充分反映了以人为本、重视机体反应能力的中医病因病邪观，对于中医病因理论的研究和临床诊治都有一定意义。

此外，本难所谓虚邪、实邪等名称，其含义与《内经》不同，故徐大椿说："《素问·八正神明论》云：虚邪，八正之虚邪也；正邪者，身形用力，汗出腠理开，所中之风也。其所谓虚邪，即虚风，乃太乙所居之宫，从其冲后来者为虚风也；正风，汗出毛孔开，所受之风也。其详见《灵柜·九宫八风》篇。与此所云虚邪、正邪各不同。然袭其名而义自别，亦无妨也。"

**五十一难曰：** 病有欲得温者，有欲得寒者，有欲得见人者，而各不同，病在何脏腑也？

然：病欲得寒而欲见人者，病在腑也；病欲得温而不欲见人者，病在脏也。何以言之？腑者，阳也，阳病欲得寒，又欲见人；脏者，阴也，阴病欲得温，又欲闭户独处，恶闻人声。故以别知脏腑之病也。

【点评】本难从患者喜恶鉴别脏病腑病，主要是从脏腑阴阳属性分析而来的。这与九难以脉象迟数判断脏病腑病，五十二难以病象动静判断脏病腑病，道理是一致的，均应从阴阳大义理解其精神实质，所以阳热病多恶热便寒、不欲避人；阴寒病多恶寒便热，精神衰减、厌恶人事，此亦可作为临床鉴别阴证阳证的方法之一。至于脏病腑病喜恶，本难也是只从它们的一般阴阳属性而言，脏病属阴、多阴证；腑病属阳，多阳证。若五脏热证，或虚热证，亦当恶热便寒；六腑寒证，或虚寒证，亦当恶寒便热，不必拘泥。

**五十二难曰：** 脏腑发病，根本等不？

然：不等也。

其不等奈何？

然：脏病者，止而不移，其病不离其处；腑病者，彷佛贲响，上下行流，居处无常。故以此知脏腑根本不同也。

【点评】本难脏病、腑病，多指腹中的癥瘕积聚。肿块固定而有形者为癥、为积，多属血结；按之时有时无、部位变动不定者为瘕、为聚，多属气聚。这种从病块的形质有无、行止动静定其阴阳属性，知病在气在血，从而诊断癥瘕积聚，成为后世临床的经典诊法，并指明了治疗原则。

## 五十三难曰：经言七传者死，间脏者生，何谓也？

然：七传者，传其所胜也。间脏者，传其子也。何以言之？假定心病传肺，肺传肝，肝传脾，脾传肾，肾传心，一脏不再伤，故言七传者死也。假令心病传脾，脾传肺，肺传肾，肾传肝，肝传心，是子母相传，竟而复始，如环无端，故曰生也。

【点评】本难以五脏合五行、五行生克乘侮之理阐述疾病传变规律，判断预后，有一定的临床指导意义。其原理是，七（次）传，传其所胜，是邪挟克伐之气而来，使受病之脏邪气猖獗，正气受伤，同时又可影响其他脏腑，因而病情发展往往越来越重，预后不良；间脏传，传其所生，邪挟生气而来，虽有邪气，亦有正气不断来复，故预后较好。本难所说次传、间脏传与《内经》之生阳、死阴（《素问·阴阳别论》）和间脏、不间脏之传（《素问·平人气象论》）大意相同，可互参详。然证之临床，未必相克传遍而死或如环无端相传而生，且传变内容和形式复杂得多，需要进一步研究。

## 五十四难曰：脏病难治，腑病易治，何谓也？

然：脏病所以难治者，传其所胜也；腑病易治者，传其子也。与七传间脏同法也。

【点评】本难以传其所胜、传其所生论脏病腑病及其治疗难易，这种思路要联系脏腑的阴阳表里属性与藏泻功能特点，乃类比之法。这里的脏不必固定指某脏，脏病即里病、血病、有形之病，所谓"传其所胜"则杀伐生机；腑亦不必固定指某腑，腑病即表病、气病、无形之病，所谓"传其所生"当指不断有生气来复。至于临床实际运用，则应当结合具体病情分析。

## 五十五难曰：病有积、有聚，何以别之？

然：积者，阴气也；聚者，阳气也。故阴沉而伏，阳浮而动。气之所积名曰积，气之所聚名曰聚，故积者，五脏所生；聚者，六腑所成也。积者，阴气也，其始发有常处，其痛不离其部，上下有所终始，左右有所穷处；聚者，阳气也，其始发无根本，上下无所留止，其痛无常处，谓之聚。故以是别知积聚也。

【点评】本难论积与聚两类病证的病机及症状鉴别，宜与前三难并看。一是脏腑发病特点不同，属于鉴别诊断内容；二是病证属性即病机不同，归源于阴阳之理。盖积聚属于癥瘕痞块之类，其中聚由气机阻滞，一时聚合，病在气分而属阳。"六腑所成"者以言其类也，故治在气分。积因血瘀痰凝，久积而成，病在血分而属阴。"五脏所生"者亦言其类也，故治在血分。《素问·示从容论》所说"援物比类，化之冥冥"，类比法是中医诊法的方法学基础。

## 五十六难曰：五脏之积，各有名乎？以何月何日得之？

然：肝之积名曰肥气，在左胁下，如覆杯，有头足。久不愈，令人发咳逆，瘖疟，连岁不已。以季夏戊己日得之。何以言之？肺病传于肝，肝当传脾，脾季夏适王，王者不受邪，肝复欲还肺，肺不肯受，故留结为积。故知肥气以季夏戊己日得之。

心之积名曰伏梁，起脐上，大如臂，上至心下。久不愈，令人病烦心。以秋庚辛日得之。何以言之？肾病传心，心当传肺，肺以秋适王，王者不受邪，心复欲还肾，肾不肯受，故留结为积。故知伏梁以秋庚辛日得之。

脾之积名曰痞气，在胃脘，覆大如盘。久不愈，令人四肢不收，发黄疸，饮食不为肌肤。以冬壬癸日得之。何以言之？肝病传脾，脾当传肾，肾以冬适王，王者不受邪，脾复欲还肝，肝不肯受，故留结为积。故知痞气以冬壬癸日得之。

肺之积名曰息贲，在右胁下，覆大如杯。久不已，令人洒淅寒热，喘咳，发肺壅。以春甲乙日得之，何以言之？心病传肺，肺当传肝，肝以春适王，王者不受邪，肺复欲还心，心不肯受，故留结为积。故知息贲以春甲乙日得之。

肾之积名曰贲豚，发于少腹，上至心下，若豚状，或上或下无时。久不已，令人喘逆，骨痿少气。以夏丙丁日得之。何以言之？脾病传肾，肾当传心，心以夏适王，王者不受邪，肾复欲还脾，脾不肯受，故留结为积。故知贲豚以夏丙丁日得之。

此五积之要法也。

【点评】本难继上文述积之性质、鉴别后，论五脏积病的名

称、发生部位、形态、继发病症，以及发病机理等问题。五脏积
名，主要依据其形态特征或证候特点而定；其发生部位，与五脏
在腹腔分属的部位相应，即肝左、肺右、心上、肾下而脾在中，
此五脏气行之位，与其脏体位置不能等同，属于腹诊内容，具有
临床实际意义。若积病久延，则多继发其他病证，这些证候多与
本脏功能失调有关，也涉及相关脏腑。

关于积病形成的机理，本难从五脏病传理论，并结合五行休
王学说进行分析，学者可理解其邪气乘虚内犯、导致气血凝滞形
成积病的理论，至于季节时日对发病的影响，当会其意而不必拘
泥，正如滑寿所说："读者但以所胜传不胜，及王者不受邪，遂
留结而为积观之，则不以辞害志，而思过半矣"。

五行休王，讲自然界五行精气，递相衰王，循环往复，如木
衰火王，火衰土王……，而应于四时，是春尽夏来，夏尽秋
来……；每行亦各有衰王之时，如木王于春、休于夏、囚于长
夏、死于秋、相于冬，火王于夏、休于长夏、囚于秋、死于冬、
相于春……。古代医学家以人的五行精气寄予五脏，说明生理变
化机理及规律。今将五行休王的格式表示如下：

| 五行五时 | 木 | 火 | 土 | 金 | 水 |
| --- | --- | --- | --- | --- | --- |
| 春 | 王 | 相 | 死 | 囚 | 休 |
| 夏 | 休 | 王 | 相 | 死 | 囚 |
| 长夏 | 囚 | 休 | 王 | 相 | 死 |
| 秋 | 死 | 囚 | 休 | 王 | 相 |
| 冬 | 相 | 死 | 囚 | 休 | 王 |

**五十七难曰：**泄凡有几，皆有名不？

然：泄凡有五，其名不同。有胃泄，有脾泄，有大肠泄，有小肠泄，有大瘕泄，名曰后重。

胃泄者，饮食不化，色黄。

脾泄者，腹胀满，泄注，食即呕吐逆。

大肠泄者，食已窘迫，大便色白，肠鸣切痛。

小肠泄者，溲而便脓血，少腹痛。

大瘕泄者，里急后重，数至圊而不能便，茎中痛。

此五泄之要法也。

【点评】下利称泄，《素问》有飧泄、濡泄、洞泄等名称，《难经》根据泄的不同临床表现，分为五泄，但均不离脾与肠胃。后世则根据泄的证候性质，分为腹泻和痢疾两大类型，区别在于便泻有无里急后重及夹杂脓血，而以后者为关键。当然，本难分类对于联系脏腑病变诊治便泻证也有一定临床意义。

**五十八难曰：**伤寒有几，其脉有变不？

然：伤寒有五，有中风，有伤寒，有湿温，有热病，有温病，其所苦各不同。

中风之脉，阳浮而滑，阴濡而弱；湿温之脉，阳浮而弱，阴小而急；伤寒之脉，阴阳俱盛而紧涩；热病之脉，阴阳俱浮，浮之而滑，沉之散涩；温病之脉，行在诸经，不知何经之动也，各随其经所在而取之。

伤寒有汗出而愈，下之而死者；有汗出而死，下之而愈者，何也？

然：阳虚阴盛，汗出而愈，下之即死；阳盛阴虚，汗出而死，下之而愈。

寒热之病，候之如何也？

然：皮寒热者，皮不可近席，毛发焦，鼻槁，不得汗；肌寒热者，皮肤痛，唇舌槁，无汗；骨寒热者，病无所安，汗注不休，齿本槁痛。

【点评】本难论外感病的分类、脉象和基本治法，在中医外感病学发展史上占有重要地位。关于外感病分类，《素问·热论》说："今夫热病者，皆伤寒之类也"，提出伤寒是一切外感发热性疾病的统称这一概念，但对外感病分类尚未明确界定。本难"伤寒有五"，明确指出伤寒有广义和狭义之分，广义伤寒是各种外感病的总称，狭义伤寒则是单指伤于风寒之邪的外感病，与中风同为《伤寒论》所详述，而热病、温病与湿温，乃为明清医家所发挥，而成洋洋温热学派。对于外感病脉象，本难论述了五种基本脉象，本难所述中风、伤寒脉象，为后来《伤寒论》所引用，作为桂枝汤证、麻黄汤证基本脉象，是风寒外感病初起的辨脉纲领。至于说温病没有一定脉象，其意是说温病发病的范围很广，病因、病位也很复杂，脉象比较复杂，应该根据具体情况予以分析。

汗下宜忌是伤寒病治疗中的原则问题，本难提出阴寒之邪盛于表则宜汗忌下，阳热之邪盛于里则宜下忌汗，为《伤寒论》制定汗下法的适应证、禁忌证奠定了基础，较之《素问·热论》的汗下法更加明确。

至于本难所论皮、肌、骨三种寒热病，多数注家认为是引《灵枢·寒热病》之文，在此以类相聚，实乃内伤虚劳病症，与伤寒无涉。其实，本段主要说明寒热证病位有浅深，病情有轻重，用以分析外感病的不同发展阶段，也是有一定意义的。

## 五十九难曰：狂癫之病，何以别之？

然：狂疾之始发，少卧而不饥，自高贤也，自辨智也，自倨贵也，妄笑好歌乐，妄行不休是也。癫疾始发，意不乐，僵仆直视。其脉三部阴阳俱盛是也。

【点评】癫狂是因情志所伤，导致精神错乱的疾患。《内经》对此病有大量记载，本难则引《灵枢·癫狂》篇而约其文，对狂与癫作鉴别。两者虽均属精神疾患，但阴阳属性不同，故有诸脉证之区别。惟文中所述癫疾"僵仆直视"，有似痫症。《内》《难》常癫痫不分，痫多在癫病之中。此外，本难应与二十难对比理解，盖本难癫狂系内伤病疾患，而二十难所述癫狂则属外感病中出现的症状性精神失常，因而后者病情危重，迅即死亡，而前者能经年累月迁延。

## 六十难曰：头心之病，有厥痛，有真痛，何谓也？

然：手三阳之脉，受风寒，伏留而不去者，则名厥头痛；入连在脑者，名真头痛。其五脏气相干，名厥心痛；其痛甚，但在心，手足青者，即名真心痛。其真心痛者，旦发夕死，夕发旦死。

【点评】《灵枢·厥病》篇专题讨论厥痛，本难约其文述头、心厥痛与真痛的区别，认为厥痛是气机逆乱所致，乃他处疾患的影响而发，痛缓病轻，预后良好；若真痛者，则邪气直犯头、心，痛剧病重，手足厥冷，病急死骤。《内》《难》将心、头之真痛作为死症，无疑是将心、脑作为最重要器官，与生命的根本有关。其机理，对于真心痛，一般以"心为五脏六腑之大主"（《灵枢·邪客》）、"心者生之本"（《素问·六节藏象论》）来解释。然而对于真头痛，学术上有争议，如滑涛说"脑为髓海，真气之所聚"，与传统理论相合；而《难经校释》则以"脑为元神之府"解释，该说虽出自李时珍《本草纲目》，但其本源是《难经集注》虞庶之髓海"泥丸宫"，乃仙道专论。证之临床，《辨证录·头痛门》以"急灸百会穴，服黑锡丹、大剂参附汤或救脑汤"治疗，学术不离肾元命门，与滑氏之说合。

## 六十一难：经言望而知之谓之神，闻而知之谓之圣，问而知之谓之工，切脉而知之谓之巧，何谓也？

然：望而知之者，望见其五色以知其病。闻而知之者，闻其五音以别其病。问而知之者，问其所欲五味，以知其病所起所在也。切脉而知之者，诊其寸口，视其虚实，以知其病，病在何脏腑也。

经言以外知之曰圣，以内知之曰神，此之谓也。

【点评】《内经》对诊法原理、具体方法有大量论述，是中医诊法渊源，但明确提出望、闻、问、切四诊，并把它们并提，则首见于本难。至此，中医四诊基本定型。

关于四诊内容，本难只提望五色、闻五音、问五味所欲及切寸口虚实，这当然只是举其要以概其义的笔法，况且其中还贯穿了以五脏为中心、内外统一的藏象理论体系。这种方法通过四诊方法获得五脏功能活动失常的系统材料，作为分析人体病理变化，推测预后的根据。《内经》与《难经》的学术承继发扬关系，于此可见一斑。

# 六十二难曰：脏井荥有五，腑独有六者，何谓也？

然：腑者阳也，三焦行于诸阳，故置一俞名曰原。所以腑有六者，亦与三焦共一气也。

【点评】在五输穴中，五脏所属阴经以俞代原，而六腑阳经则多置一原穴，由五而变六。这里提出原穴形成的基本理论，是三焦敷布原气于十二经的聚集之处，因此原穴在诸穴中具有与一般腧穴不同的重要意义，在腧穴的生理、病理和疾病的诊治中有着特殊价值。至于阳经多置一原穴的原因，本难云"亦与三焦共一气"，意即腑属阳，三焦亦属阳，乃同气相亲的缘故。也有的注家认为应天地之道，如《难经集注》杨玄操注："六腑有六俞，亦以应六合于乾道也。然五脏亦有原，则以第三穴为原。所以不别立穴者，五脏法地，地卑，故三焦之气经过而已，所以无别穴。"此类比之法，亦合古义。

**六十三难曰**：《十变》言，五脏六腑荣合，皆以井为始者，何也？

然：井者，东方春也，万物之始生，诸蚑行喘息，蜎飞蠕动，当生之物，莫不以春生，故岁数始于春，日数始于甲，故以井为始也。

【点评】本难以取象类比的方法来说明井穴是诸经之始，也是五输穴之首，如同一年之始，春回大地，万物欣欣向荣，临床针刺井穴急救突然昏倒(如十二井穴)，如同去病回春。

**六十四难曰**：《十变》又言，阴井木，阳井金；阴荣火，阳荣水；阴俞土，阳俞木；阴经金，阳经火；阴合水，阳合土。阴阳皆不同，其意何也？

然：是刚柔之事也。阴井乙木，阳井庚金。阳井庚，庚者，乙之刚也；阴井乙，乙者，庚之柔也。乙为木，故言阴井木也。庚为金，故言阳井金也。余皆仿此。

【点评】本难将脏腑经脉五输穴，配合阴阳五行，并结合十天干，区别其属性，说明腧穴间的相互关系，是《难经》的首创，既有重要的理论意义，也有很高的临床价值。盖本难以阴阳五行确定十二经肘膝以下腧穴的属性及其相互关系，这样五输穴就形成为一个系统整体，体现中医学的整体观念和阴阳刚柔相济、五行生克制化的原则；以此理论应用于临床，针刺五输穴可以治疗脏腑各种病变，如井穴属木，凡与肝有关的疾病，可取用井穴；肝实证泻行间(本经荣穴属火，实则泻其子)，肝虚证补曲泉(本经合穴属水，虚则补其母)。

**六十五难曰：** 经言所出为井，所入为合，其法奈何？

然：所出为井，井者，东方春也，万物之始生，故言所出为井也。所入为合，合者，北方冬也，阳气入藏，故言所入为合也。

【点评】本难以四时五方作类比，说明经气由井穴出、合穴入的浮出入藏运行的道理，有助于理解五输穴的穴性和主治功能。

**六十六难曰：** 经言肺之原出于太渊，心之原出于大陵，肝之原出于太冲，脾之原出于太白，肾之原出于太溪，少阴之原出于兑骨，胆之原出于丘墟，胃之原出于冲阳，三焦之原出于阳池，膀胱之原出于京骨，大肠之原出于合谷，小肠之原出于腕骨。十二经皆以俞为原，何也？

然：五脏俞者，三焦之所行，气之所留止也。

三焦所行之俞为原者，何也？

然：脐下肾间动气者，人之生命也，十二经之根本也，故名曰原。三焦者，原气之别使也，主通行三气，经历五脏六腑。原者，三焦之尊号也，故所止辄为原。五脏六腑之有病者，当取其原也。

【点评】本难讨论原穴，就原穴的命名、原穴与命门及三焦的关系、十二经原穴名称等，进行了专题阐述，深刻揭示了原穴的生理意义，并构建起命门－原气－三焦－原穴的生理、病理及疾病诊治系统，在中医学中具有原创的学术价值和重大的临床意义。

《内经》已有原穴之名，但未论及内涵。《难经》则把原穴同命门原气联系起来，指出原穴之根本出自命门，乃原气会聚之处，而命门原气之所以会聚原穴，在于全身无所不至的三焦之导引输布，从而赋予原穴以人身原气（元气）观察、调控原点的地位和功能，在中医诊疗体系中具有不可替代的作用，是临床常用的调整脏腑经络功能、增强抗邪能力、并具有保健功效的特定穴。

八难论原气，三十六、三十九难论命门，十八难及本难论三焦，《难经》创说原气、发明命门、开拓三焦理论，在中医学术史上俱属创新之举，历代医家均有赞论，今已成为中医学基础知识，而此三者又是相互贯通，有着系统、整体联系，为此我在1987 年 10 期《北京中医学院学报》提出了《难经》"命元三焦系统"，嗣后，凌耀星等也指出，《难经》建立了以肾（命门）—元气（原气）—三焦为轴心的整体生命观（《难经校注》，人民卫生出版社，1991 年），两者"和而不同"，互为印证。盖元气是生命活动的原动力，它激发着脏腑、经络的功能活动，推动着精血津液的运行和生化，同时也是机体抗御邪气功能的主宰；元气生于命门，由三焦布达于全身，在五脏六腑、十二经络及各组织、器官发挥其生理效应；它聚注于十二经五输之原穴，诊察于寸口之尺部、沉候，从而构成一个元气产生、输布、效应、诊察和调节的完整生理、病理系统。

与《内经》的重后天之脏腑经络系统不同，《难经》的命元三焦系统从先天立论，建构了以命门为中心，通过三焦输布元气，调控脏腑经络活动的生命本原系统，它不仅填补了中医先天理论的不足与空白，而且对于临床病机分析与辨证虚实求本，抢救与治疗重病危证以及养生保健、防病缓老，都有着重大指导意义。有关命元三焦系统的理论阐述及临床应用，请参阅 2009 年人民卫生出版社出版的研究生教材《难经的理论与实践》第三章。

此外，本难所列十二原穴名称，与《灵枢·九针十二原》篇有所不同。后者将五脏左右经脉作为二穴计算，得十穴，加"膏之原出于鸠尾""肓之原出于脖胦"，共十二穴，不计六腑之原。本难则五脏六腑各计一穴，得十一穴，加之少阴之兑骨，以满十二原之数。虽然并不完善，但为后世十二原奠定了基础。其中大陵实属心包，而所谓少阴才是心经，其穴兑骨则指神门。反映了厥阴心包经最为晚出，与长沙马王堆汉墓出土"十一脉灸经"中无厥阴经的经络理论发展史相合。至晋代皇甫谧著《甲乙经》，才明确列出手少阴心经五输穴，这样，十二经五输穴始臻于完备，十二原也定型。目前临床应用，悉本《甲乙经》。

# 六十七难曰：五脏募皆在阴，而俞皆在阳者，何谓也？

然：阴病行阳，阳病行阴。故令募在阴，俞在阳。

【点评】本难从阴阳理论对五脏俞募穴的治疗方法进行了拓展,指出募在胸腹属阴,俞在腰背属阳,但在生理上,经气可以由阴行阳,由阳行阴,阴阳贯通。在病理上,内脏或阴经的病邪,可由阴而出于阳分俞穴;体表或阳经的病邪,亦可由阳而入于阴分的募穴,这就是本难所说的"阴病行阳,阳病行阴"。此与《内经》"从阴引阳,从阳引阴"的治则相合。因此,在临床实践中,内脏或阴分的疾病,可选腰背的俞穴;腑病或阳分的疾病,可选胸腹部的募穴,以调整经气、引邪外出。此外,根据俞、募穴的这些特点,还可用于诊断,通过按压俞募穴出现疼痛、酸胀感觉帮助诊断脏腑疾病,如肺病多有肺俞压痛,胃病多有中脘压痛等。

## 六十八难曰:五脏六腑,皆有井荥俞经合,皆何所主?

然:经言所出为井,所流为荥,所注为俞,所行为经,所入为合。井主心下满,荥主身热,俞主体重节痛,经主喘咳寒热,合主逆气而泄。此五脏六腑井荥俞经合所主病也。

【点评】本难以泉水出入流行类比经气在四肢的流注经历,理解五输穴的含义,可学习和加深传统经脉腧穴理论的认识,当与六十三难、六十五难参看。如诸井穴,比如泉水之出,在经脉则是十二经气始发之处,最易激发经气,子午流注纳甲法先从井开穴;同时井穴还是十二经脉阴阳经气交接之处,故常以此作通接经气、调节阴阳之用。

　　关于五输穴主治病证，当是按五行之理从五脏主证主治而论的，对临床有指导意义，虽不可机械运用，但对后世也有启示作用。据研究，不同经脉五输穴主治规律的相似性，与它们在四肢末端分布部位的相似性有关，因为四肢相似部位对刺激的反应也是相似的，所激发经气层次以及针灸刺激所形成的针感也都具有相似性，可以痛、胀方式及程度分出层次，从而作为调控针刺治疗的方法。又如，据诸经五输穴均能分治不同脏病的思路，临床则可丰富、发展五输穴的功能主治，如清·岳含珍《经穴解》就提出治疗各经五脏病的方法，体现了五行互藏的理论，是脏腑之间复杂关系在治疗学中的反映。

# 六十九难曰：经言虚者补之，实者泻之，不实不虚，以经取之。何谓也？

　　然：虚者补其母，实者泻其子，当先补之，然后泻之。不实不虚，以经取之者，是正经自生病，不中他邪也，自取其经，故言以经取之。

　　[点评] 补虚泻实是临床治病的一般原则，本难据五行"母能令子虚，子能令母实"的原理，提出"虚则补其母，实则泻其子"，是《难经》在针灸疗法上创新性应用，一可用于本经五输补泻，如肺经气虚，补本经俞穴太渊（土）；肺经气实，泻本经合穴尺泽（水）；二可用于十二经五输补泻，如肺经气虚，补其母经母穴，即脾经俞穴太白；肺经气实，泻其子经子穴，即肾经合穴阴谷。而此法亦可用于药物治疗，如肺气虚用培土生金

法，肝郁化火用泻火平木法等。

此外，对于"当先补之，然后泻之"句，滑寿认为"于此义不属，非阙误即衍文也"，当删。

## 七十难曰：春夏刺浅，秋冬刺深者，何谓也？

然：春夏者，阳气在上，人气亦在上，故当浅取之；秋冬者，阳气在下，人气亦在下，故当深取之。

春夏各致一阴，秋冬各致一阳者，何谓也？

然：春夏温，必致一阴者，初下针，沉之至肾肝之部，得气，引持之阴也。秋冬寒，必致一阳者，初内针，浅而浮之至心肺部，得气，推内之阳也。是谓春夏必致一阴，秋冬必致一阳。

【点评】"因时制宜"是中医学基本治疗原则，本难的四时刺法是《难经》对这一治则的创造性应用。这里有两层含义：其一是一般针刺手法上的春夏浅刺、秋冬深刺；其二是春夏取阴养阳、秋冬取阳养阴的刺法。盖春夏属阳，然阳盛虑成孤阳，所以取一阴而养之，在针刺手法上就是先深刺至筋骨阴气所在之处，得气后引持外出到阳分；秋冬属阴，然阴盛虑成独阴，所以取一阳而养之，在针刺手法上就是先浅刺皮毛阳气所在之处，得气后插针到阴分。这种取阴养阳、取阳养阴的方法，就是《内经》所说的"春夏养阳，秋冬养阴"（见《素问·四气调神大论》）法则的应用。

**七十一难曰：**经言刺荣无伤卫，刺卫无伤荣，何谓也？

然：针阳者，卧针而刺之；刺阴者，先以左手摄按所针荣俞之处，气散乃内针。是谓刺荣无伤卫，刺卫无伤荣也。

【点评】病有表里，刺有深浅，不可太过亦不可不及，如此则免伤无过，既能提高疗效，亦可不留后患。用药如此，针刺也有同样道理。这里宁将"刺荣无伤卫，刺卫无伤荣"视为举例，读者宜举一反三。

**七十二难曰：**经言能知迎随之气，可令调之；调气之方，必在阴阳。何谓也？

然：所谓迎随者，知荣卫之流行，经脉之往来也，随其逆顺而取之，故曰迎随。调气之方，必在阴阳者，识其内外表里，随其阴阳而调之，故曰调气之方，必在阴阳。

【点评】本难所说的"迎随"是先"知荣卫之流行，经脉之往来"，后"随其逆顺而取之"，显然指针刺补泻方法。楼英《医学纲目》卷七"刺虚实"说，迎随补泻针法有三种："此法以针头迎随经脉之往来，一也；又，泻子为迎而夺之，补母为随而济之，二也；又，呼吸出纳针，亦名迎随，三也。"这里第一种情况"以针头迎随经脉之往来"，即本难针尖所向顺逆经气运行方向的补泻法，而第二种情况即七十五难子母迎随补泻法，均是《难经》对补泻针法的发明；第三种情况以呼吸出入针迎随补泻则源自《内经》。

**七十三难曰：**诸井者，肌肉浅薄，气少，不足使者也，刺之奈何？

然：诸井者，木也；荥者，火也。火者，木之子，当刺井者，以荥泻之。故经言补者不可以为泻，泻者不可以为补，此之谓也。

【点评】欲刺井，可泻荥或补合以代之，是根据子母补泻的道理而采用的变通方法。这种方法，一般用于慢性病。若是急性病，则有十二井放血法，泄热逐邪，疗效较好。

**七十四难曰：**经言春刺井，夏刺荥，季夏刺俞，秋刺经，冬刺合者，何谓也？

然：春刺井者，邪在肝；夏刺荥者，邪在心；季夏刺俞者，邪在脾；秋刺经者，邪在肺；冬刺合者，邪在肾。

其肝、心、脾、肺、肾而系于春夏秋冬者何也？

然：五脏一病，辄有五也。假令肝病，色青者肝也，臊臭者肝也，喜酸者肝也，喜呼者肝也，喜泣者肝也。其病众多，不可尽言也。四时有数，而并系于春夏秋冬者也。针之要妙在于秋毫者也。

【点评】本难运用"四时五脏阴阳"的理论讨论针刺取穴及针刺深浅有四时之宜，可与七十难合参。又，本难第二段问答文义不属，故滑寿云："详此篇文义，似有缺误"，当存疑待考。

**七十五难曰**：经言东方实，西方虚，泻南方，补北方，何谓也？

然：金木水火土，当更相平。东方木也，西方金也。木欲实，金当平之；火欲实，水当平之；土欲实，木当平之；金欲实，火当平之；水欲实，土当平之。东方肝也，则知肝实；西方肺也，则知肺虚。泻南方火，补北方水。南方火，火者木之子也；北方水，水者木之母也。水胜火，子能令母实，母能令子虚，故泻火补水，欲令金不得平木也。经曰：不能治其虚，何问其余。此之谓也。

【点评】本难以五行生克制化的理论指导肝实肺虚证的治疗，提出泻火补水的法则，具有经典示范意义。其一，东方实、西方虚，是肝木实、肺金虚，"虚则补其母，实则泻其子"，肝木实，故泻其子心火；肺金虚，当补其母脾土，今补肾水，是因为此证乃肾肺阴虚，心肝火旺，无脾弱现象，专补肾水，一则可制心火，二则可生肺金，心火受抑，不克肺金，加之水足金旺，则金能平木，从而使五脏之气恢复和谐。从临床上看，这一治法有实际意义，如水亏火旺，木火刑金之咳嗽吐血证，多用泻火补水法取效。针刺、用药均宜。其二，五行理论的运用，有其"框架套路"，但其具体操作，还必须结合实际，否则难免胶柱鼓瑟。如上述咳嗽吐血证，若患者脾胃虚弱则又当补土生金，故《红楼梦》四十五回写林黛玉咳嗽吐血证，薛宝钗劝她平肝养胃，并亲奉燕窝，用的就是这个道理，因此读者之于经典当理解其精髓，触类而旁通之。

**七十六难曰：** 何谓补泻？当补之时，何所取气？当泻之时，何所置气？

然：当补之时，从卫取气；当泻之时，从荣置气。其阳气不足阴气有余，当先补其阳，而后泻其阴；阴气不足，阳气有余，当先补其阴，而后泻其阳。荣卫通行，此其要也。

【点评】本难阐述荣卫取置的针刺补泻方法。予之为补，故从卫取气以纳之入内；夺之为泻，故从荣弃气以散之外出。这种补泻方法在理论上是基于《内经》经脉气血偏聚偏虚的病理。如《素问·调经论》所说"气血以并，阴阳相倾，气乱于卫，血逆于经，血气离居，一实一虚"，从而导致了经脉的彼此有余不足。治疗原则就是补不足而泻有余，改善气血偏聚偏虚状态。至于补泻的先后，本难以先补后泄为法，临床还要根据具体情况，分别标本主次，不可执一而论。

**七十七难曰：** 经言上工治未病，中工治已病者，何谓也？

然：所谓治未病者，见肝之病，则知肝当传之与脾，故先实其脾气，无令得受肝之邪，故曰治未病焉。中工者，见肝之病，不晓相传，但一心治肝，故曰治已病也。

【点评】治未病是中医学的经典理论，其内容之一就是既病防变，在《内经》即有所论述，如《灵枢·逆顺》篇说："上工刺其未生者也"，本难则运用五行乘侮理论，制定防变的具体措施，并举肝病为例，先实其未传之脾，实则不受邪，从而防止了病变的发展。《难经》的这一论述，丰富了临床治疗方法，也昭示后世以为典范，故张仲景《金匮要略》第一章就引录本文，强调早期治疗。当然，既病防变不一定都限于五行乘侮之说，还应该根据疾病传变的其他规律和临床的具体情况，才能符合实际，收到好的效果。如叶桂在《外感温热篇》提出，出斑之人，若"其人肾水素亏，虽未及下焦，先自彷徨矣，必验之于舌，如甘寒之中加入咸寒，务在先安未受邪之地，恐其陷入易易耳。"就是此法则的应用范例。

## 七十八难曰：针有补泻，何谓也？

然：补泻之法，非必呼吸出内针也。知为针者，信其左；不知为针者，信其右。当刺之时，行以左手厌按所针荥俞之处，弹而努之，爪而下之，其气之来，如动脉之状，顺针而刺之，得气因推而内之，是谓补；动而伸之，是谓泻。不得气，乃与男外女内。不得气，是为十死不治也。

【点评】本难叙述不同于单纯呼吸补泻的押手辅助的补泻方法，同时还强调了候针得气的重要性，特别指出：若留针后仍不得气，可用提插法，激动经气，以候气至；若反复提插，毫无反应，是经气内绝，预后不良。针法中的这些基本手法，更易于操作、准确掌握，而由《难经》首先提出，为普及针刺治疗做出了可贵贡献。

**七十九难曰：**经言迎而夺之，安得无虚？随而济之，安得无实？虚之与实，若得、若失；实之与虚，若有、若无。何谓也？

然：迎而夺之者，泻其子也；随而济之者，补其母也。假令心病，泻手心主俞，是谓迎而夺之者也；补心主井，是谓随而济之者也。所谓实之与虚者，牢濡之意也。气血实牢者为得，濡虚者为失，故曰若得若失也。

【点评】本难所述子母迎随补泻法，是以穴位前后之顺逆为迎随，虽与七十二难以经气运行方向之迎随补泻法有别，但迎而夺之为泻、随而济之为补的原则相同，从而丰富了临床针刺手法与技巧。

此外，本难还论及针刺补泻效果察验之法，当从患者感觉和医生手下感觉两方面考究。《内经》也有类此论述，可参见《灵枢·九针十二原》《小针解》两篇。

**八十难曰：**经言有见如入、有见如出者，何谓也？

然：所谓有见如入者，谓左手见气来至乃内针，针入见气尽乃出针。是谓有见如入、有见如出也。

【点评】本难论述进针与出针手法在于医生之指下感觉，与前两难均论针刺手法，虽都是基本技巧，但却是针刺得气取效的关键。中医针刺术法精微，必须用心求索、反复临证体验，才能取得。

**八十一难曰**：经言无实实虚虚，损不足而益有余，是寸口脉耶？将病自有虚实耶？其损益奈何？

然：是病，非谓寸口脉也，谓病自有虚实也。假令肝实肺虚，肝者木也，肺者金也，金木当更相平，当知金平木。假令肺实而肝虚微少气，用针不补其肝，而反重实其肺，故曰实实虚虚，损不足而益有余。此者中工之所害也。

【点评】虚补、实泻，是最切要、最基本的治疗原则，本难举肝肺虚实病例，告诫医生莫犯"实实虚虚，损不足而益有余"的错误，并作为本书结语，含有深义。此外，滑寿认为"是病"二字文义不属，当删。